复杂性创伤性颅内血肿
手术治疗策略

Surgical Strategies for Complicated Traumatic Intracranial Hematoma

段继新　主编

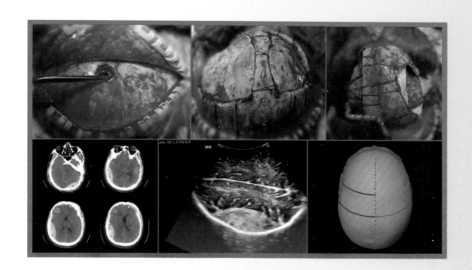

CTS 湖南科学技术出版社
·长沙·

图书在版编目（ＣＩＰ）数据

复杂性创伤性颅内血肿手术治疗策略 / 段继新主编. 一
长沙 ： 湖南科学技术出版社，2022.10
ISBN 978-7-5710-1802-3

Ⅰ. ①复… Ⅱ. ①段… Ⅲ. ①脑出血—外科手术—治疗
Ⅳ. ①R743.340.5

中国版本图书馆 CIP 数据核字(2022)第 170144 号

FUZAXING CHUANGSHANGXING LUNEI XUEZHONG SHOUSHU ZHILIAO CELÜE

复杂性创伤性颅内血肿手术治疗策略

主　　编：段继新
出 版 人：潘晓山
责任编辑：王　李
出版发行：湖南科学技术出版社
社　　址：长沙市芙蓉中路一段 416 号泊富国际金融中心
网　　址：http://www.hnstp.com
邮购联系：0731-84375808
印　　刷：长沙艺铖印刷包装有限公司
　　　　　（印装质量问题请直接与本厂联系）
厂　　址：长沙市宁乡高新区金洲南路 350 号亮之星工业园
邮　　编：410604
版　　次：2022 年 10 月第 1 版
印　　次：2022 年 10 月第 1 次印刷
开　　本：787mm×1092mm　1/16
印　　张：12.5
字　　数：270 千字
书　　号：ISBN 978-7-5710-1802-3
定　　价：128.00 元

《复杂性创伤性颅内血肿的手术治疗策略》编委会

栾永昕　　吉林大学第一医院神经外科

罗　春　　长沙市中医医院（长沙市第八医院）放射科

罗　凯　　长沙市中医医院（长沙市第八医院）神经外科

罗湘颖　　中南大学湘雅医院神经外科

罗忠平　　湘南学院附属医院神经外科

潘　力　　解放军中部战区总医院神经外科

彭　敏　　长沙市中医医院（长沙市第八医院）神经外科

邱炳辉　　南方医科大学南方医院神经外科

石　磊　　湖南中医药大学附属第二医院神经外科

孙海鹰　　湖南省邵阳市中心医院神经外科

唐　辉　　长沙市中医医院（长沙市第八医院）神经外科

汪越澄　　长沙市中医医院（长沙市第八医院）功能科

王　承　　长沙市中医医院（长沙市第八医院）神经外科

王　辉　　中山大学附属第三医院神经外科

王玉海　　解放军联勤保障部第九〇四医院神经外科

王玉英　　长沙市中医医院（长沙市第八医院）神经外科

文红波　　湖南省益阳市中心医院神经外科

肖益安　　长沙市中医医院（长沙市第八医院）神经外科

杨理坤　　解放军联勤保障部第九〇四医院神经外科

杨斯斯　　湖南航天医院神经外科

叶　云　　湖南中医药大学

于汉昌　　长沙市中医医院（长沙市第八医院）神经外科

喻孟强　　中南大学湘雅二医院神经外科

赵海康　　西安医学院第二附属医院神经外科

钟治军　　长沙市中医医院（长沙市第八医院）神经外科

周吉林　　长沙市中医医院（长沙市第八医院）神经外科

朱英杰　　湖南省湘西自治州人民医院神经外科

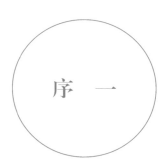

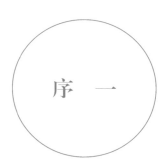

序 一

　　颅脑损伤是一类古老而普遍的疾病，具有高发病率、高死亡率、高致残率的特点，给家庭和社会都带来了巨大的负担。其伤后病理生理机制十分复杂，临床治疗十分棘手，至今重型颅脑损伤死亡率仍维持 30％左右。近些年来，我国陆续出版了多本颅脑损伤的相关专著，介绍了颅脑损伤的基础知识、临床经验和手术操作等，对于开展和提高我国的颅脑损伤的临床救治能力起到了极大的推动作用。

　　虽然以往的专著对于颅脑损伤及颅内血肿都有不同的分类，但是对于复杂创伤性颅内血肿的诊治尚缺乏涉及，段继新教授团队结合临床病例，经过多年的研究实践，提出了复杂性创伤性颅内血肿的定义与分型，展示了针对复杂性创伤性颅内血肿的手术治疗技巧，并提出了一些新的、实用性较强的观点与理念。本书系统性阐述了急性颅脑损伤开颅术中"阶梯减压技术""双侧控制技术""T 型切口的灵活运用""术中超声""颅压监测技术"及"颅底修复重建技术"等一些新的观点以及具体的操作原则及流程，很好地解决了一些术中术后急性脑肿胀、急性脑膨出、颅内迟发血肿等临床难题，获得了良好的效果。

　　该书的出版为我国广大的神经外科医生、急诊外科医生提供了又一部实践性较强的专著，具有很好的参考作用。

首都医科大学附属北京天坛医院教授、主任医师、博士生导师
中国医师协会神经损伤培训委员会主任委员　　刘佰运

2022 年 6 月 12 日于北京

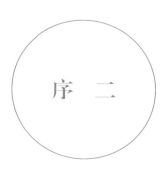

序　二

　　据统计，颅脑损伤特别是重型颅脑损伤致残、致死率极高，对个人、家庭和社会都造成了严重的影响和极大的经济负担。努力探索颅脑损伤发生与发展的机制，尽力提高颅脑损伤救治水平，已经成为世界各国神经外科专家共同期盼的问题。我国众多的神经外科专家也致力于颅脑损伤的急救处理、手术治疗和围手术期管理等规范化临床救治的推广，我国的颅脑损伤救治能力显著提高。但是对于一些病情进展、伤情复杂的颅脑损伤患者救治效果仍欠佳。

　　长沙市中医医院（长沙市第八医院）神经外科段继新教授系中国医师协会神经损伤培训委员会委员、长沙市神经外科研究所所长、长沙市医学会神经外科专业委员会主任委员，他和同事们长期致力于颅脑损伤的基础和临床研究，建立了通畅、高效的颅脑损伤救治绿色通道，特别是提出了复杂性创伤性颅内血肿的定义和分型、手术治疗技巧和策略，积累了大量的资料和丰富的临床经验。他们组织有关专家，结合多年来积累的临床病例和临床实践经验，充分阐述了复杂性创伤性颅内血肿的手术治疗技巧和个体化手术治疗策略，并提出了自己的独特见解，而 20 余位颅脑创伤专家的点评更是精彩纷呈，是一本充分体现新颖性与实用性的颅脑创伤学专著。

　　该书的出版发行将对从事颅脑损伤救治的同道们，特别是基层医院的神经外科同道们有较好的参考价值，对推动颅脑损伤救治水平尤其是手术治疗水平的提高无疑将发挥重要的作用。

中南大学湘雅医院神经外科原主任

湖南省医学会神经外科专业委员会原主任委员

中华医学会神经外科分会原常务委员　　袁贤瑞

神经外科一级主任医师、二级教授

2022 年 6 月 12 日于长沙

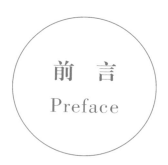

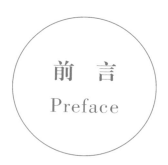

前　言
Preface

　　急性颅脑损伤的发病率高，致死率、致残率居各种创伤的首位，而创伤性颅内血肿是颅脑损伤最严重的继发性病变之一，其存在和发展将导致危及病人生命的脑疝，所以创伤性颅内血肿的救治是颅脑损伤急救工作中的一个极其重要的方面，而开颅手术是治疗创伤性颅内血肿的最重要的措施之一。

　　近年来，经过国内外神经外科医师们的长期不懈努力，对颅脑损伤及创伤性颅内血肿发病机制和病情演变的研究不断深入，对临床治疗方法及外科手术治疗手段不断优化和改进，对多模态监测技术及围手术期管理水平的不断规范和提高，对颅脑损伤规范化诊疗技术的不断推广和实施，特别是随着头颅 CT 扫描仪、开颅设备及技术等已经普及县级医院，甚至部分乡镇医院，颅脑损伤及创伤性颅内血肿的救治水平显著提高，颅脑损伤患者预后明显改善。

　　但是临床中对于创伤性颅内血肿的救治仍有一些问题。首先，各级医院的专科医师配置及救治水平参差不齐，部分基层医疗机构对颅脑创伤病人抢救设备和手术条件较差，对创伤性颅内血肿的手术指征把握及术中操作欠规范，部分患者没有得到有效诊治及手术，严重影响患者预后。其次，颅脑创伤后可以出现不同部位、不同性质的颅内血肿，早期手术常难以一次处理不同部位病变，术中、术后可能出现原有颅内血肿扩大或者出现新的颅内血肿，从而延迟治疗，造成脑继发性损伤加重。再次，急性颅脑损伤是一个进展、变化的过程，部分参与颅脑创伤救治的医师设计手术方案时只看到当时的病情，没有充分考虑到病人可能出现的病情变化，导致术中仓促决策，顾此失彼，手术没有达到预期效果。

　　本书编写中，我们力求编成一本技术实用，经验可鉴，理论和实践相结合的参考书。本书通过分析现有的颅脑损伤的分型，同时结合多年的临床实践经验，提出了复杂性创伤性颅内血肿的定义及分型，系统性提出急性颅脑损伤开颅术中"阶梯减压技术""双侧控制减压技术""T 型切口的灵活运用""颅底重建技术"等理念、操作原则及流程。并将"阶梯减压技术""双侧控制减压技术""T 型切口的灵活运用""术中超声技术""颅压监测技术""颅底修复重建技术"等技术巧妙地结合，很好地解决了术中急性脑肿胀、急性脑膨出及术中、术后出现其他部位迟发血肿的处理，很好地解决了术中对侧开颅、双侧开颅手术及再次开颅手术切口设计及术中处理等难题，明显提高了急性颅脑损伤病人的救治成功率，降低了重残率及死亡率。

本书共7章，包括29例各种类型创伤性颅内血肿手术治疗的临床资料，10余万字，300余张图片，内容丰富，图文并茂，资料真实。所有病例均来自长沙市中医医院（长沙市第八医院），通过客观展示复杂性创伤性颅内血肿手术策略的制订和实施过程，加上深入浅出的病例分析和精彩纷呈的专家点评，充分反映了不同类型的复杂性创伤性颅内血肿的个体化手术策略。希望通过该书的出版，能促进更多的神经外科医师提高对复杂性创伤性颅内血肿的认识和手术治疗水平，进一步提高基层医院颅脑损伤救治水平，让更多的颅脑创伤病人获益。

本书在编写过程中得到了颅脑创伤学专家刘佰运教授及神经外科学专家袁贤瑞教授等专家的热情关怀与大力支持。刘佰运教授、袁贤瑞教授还在百忙中为本书作序，对此，我们深为感激！我们邀请了40余名从事颅脑创伤临床一线工作的医师参与本书的编写；特别邀请了20余位国内知名颅脑创伤专家做了精彩的点评，同时，他们结合自己的临床经验，提出了非常多的宝贵意见。在此特向所有关心、爱护与帮助本书撰稿、编辑、出版及发行的同志们深表谢意！

当然，虽然我们严格把关和审阅修改，但是学识水平和编写能力仍有欠缺，书中可能有不少缺点、争议，甚至错误，诚恳希望读者多加批评指正，期待下次再版时修改与补充。

段继新

2022 年 5 月 20 日于长沙

目　录
Contents

第一章　颅脑损伤救治现状

颅脑损伤作为一种常见的创伤性疾病，其发生率仅次于四肢骨折，占全身外伤疾病总数的 10%～20%，且致死率、致残率极高，重型颅脑损伤患者死亡率甚至高达 30%～50%，是 45 岁以下人群最常见的死亡和残疾原因之一。中国是世界上创伤性颅脑损伤患者最多的国家，据统计，中国创伤性脑损伤的人口死亡率约为 13/10 万，与其他国家报道的死亡率相似。部分颅脑损伤患者康复周期长，甚至遗留残疾，难以融入正常社会生活，一定程度上制约了我国国民经济的发展，在全球范围内仍然是一个亟待解决的社会公共问题。据统计，每年颅脑损伤给全球经济造成的损失约为 4000 亿美元，约占世界生产总值的 0.5%。近年来，随着脑监测技术不断普及，治疗指南不断完善，更多的资源（如政府的财政支持）和现代化设施（如专业创伤中心），包括神经外科重症监护室、颅内压监测、CT、MRI 和脑电图等，颅脑损伤患者的救治水平得到极大的提高。

随着我国对外开放程度的提高，我国许多神经外科医师吸收国外先进技术，结合国内临床实际情况，我国颅脑创伤专家撰写并发布了一系列的指南和共识，内容包括外科治疗、药物治疗、颅内压监测、开颅减压术、创伤后脑积水治疗、创伤后癫痫治疗、昏迷唤醒技术等，这些指南和共识显著改变了我国神经外科医师治疗颅脑损伤的方式，从经验医学向循证医学转变。这种治疗模式的转变在改善中国颅脑损伤患者的预后方面发挥了重要作用。

一、流行病学

目前国内外尚无完整大宗的流行病学调查资料，不同国情、不同地区以及不同统计标准，导致颅脑损伤流行病学调查地区差异性较大。另外，部分研究只统计住院的颅脑损伤患者，而未纳入未住院的轻度颅脑损伤患者和院外已经死亡的患者，由此可能导致统计数据较实际颅脑损伤患者偏低。据不完全统计，我国颅脑损伤的发生率已超过 100/10 万，接近发达国家的 150～200/10 万的水平。据国内外资料显示，重型颅脑损伤死亡率高达 30%～50%，外伤致死的病例中，因颅脑损伤致死者约占 40%。男性发生颅脑损伤的危险性较女性高，据美国资料显示，总体男女发生比为 1.5∶1～2.0∶1。据国外资料显示，颅脑损伤的发病率有 3 个年龄高峰，75 岁及以上的老年人颅脑损伤患者比例最高（1682/

10 万），其次是 0～4 岁的婴幼儿（1618.6/10 万），最后是 15～24 岁的年轻人（1010.1/10 万）。

二、致伤原因

据统计资料显示，颅脑损伤常见病因为交通事故、高处坠落或跌倒、击打伤、工伤事故以及自然灾害等，其中交通事故比例最高，且我国道路交通事故导致的颅脑损伤高发生率与汽车数量的增长相吻合。在我国，农村与城市的颅脑损伤原因有较大差别。城市中，以交通事故居多；农村中，以高处坠落或跌倒为主。随着城镇化的不断推进，农村与城市的这一病因差别会不断缩小。在儿童和老年人中颅脑损伤病因中高处坠落或跌倒的比例正逐渐上升。

三、新的治疗监测手段

近年来，随着国内外颅脑损伤的救治水平不断提高，其发病机制的研究不断深入，也相应呈现出一些新的监测和治疗手段，如多模态监测仪、分子标记物、新的药物治疗等。

1. 多模态监测仪：颅内压监测是目前重型颅脑损伤临床治疗中最重要的治疗导向参数，但对于重型颅脑损伤患者来说，单一的颅内压监测不能满足其复杂病情的要求，多模态监测仪则应运而生。多模态监测仪是一种新型的监测模式，它通过脑微透析仪、颅内压监测和脑组织耗氧监测的有机结合，可同时监测多项指标变化，有助于准确掌握重型颅脑损伤患者病情变化，并为颅脑损伤患者提供及时的治疗方案。脑微透析是一种有创监测仪，可以通过半透性导管采集脑脊液中的代谢物，并直接测量和分析脑脊液中代谢物的性质，其中代谢物最重要的是葡萄糖、乳酸以及丙酮酸等。有研究表明，颅脑损伤患者脑脊液中乳酸丙酮酸比>25 和葡萄糖<0.8 mmol/L 是不良预后相关的病理阈值，并认为有必要进行干预治疗。

2. 分子标记物：据相关研究表明，颅脑损伤患者细胞内和细胞外部分蛋白异常表达的水平与颅脑损伤的严重程度和预后息息相关。一些标记物可用于评估损伤后发生的炎症、氧化应激、细胞毒性和其他病理生理机制等，创伤后干预的成功很大程度上依赖于靶向与损伤相关的信号通路，而分子标记物是信号通路的重要组成部分。研究者一直在努力寻找颅脑损伤的特异性生物标志物，以检测损伤程度，为干预治疗提供精准的时机，并提供颅脑损伤后预后信息。有研究者提出，颅脑结构损伤的早期生物标志物，如微 RNA（miRNAs）、S‑100β、神经胶质细胞原纤维酸性蛋白（GFAP）、神经元特异性烯醇化酶（NSE）、NFL、UCH‑L1 等，相关基础研究表明这些标记物均与颅脑损伤存在一定相关性。其中以 miRNAs 研究最为深入，miRNAs 是由 20～24 个核苷酸组成的非编码 RNA 分子，通常位于内含子内，在调控基因/蛋白表达中发挥关键作用。多个研究表明，

miRNAs 在大脑中广泛表达，其中许多亚型在中枢神经系统的发育和功能中发挥关键作用。近年来研究表明，miRNAs 拥有良好的诊断特异性和敏感性，目前已经被确定为一类新型的颅脑损伤分子标记物，基于其在调节大脑中各种细胞功能中的作用，通过检测颅脑损伤患者外周血和（或）脑脊液中 miRNAs 水平的变化，可以准确地了解颅脑损伤的程度。

分子标记物一旦在临床上得到应用，它们可以打破目前的颅脑损伤诊断和治疗的现状，并成为潜在的治疗手段和靶点，丰富颅脑损伤的治疗手段，但目前没有关于生物标志物在颅脑损伤中的使用指南，且在临床上鲜有应用，其特异性研究有待进一步深入。

3. 药物治疗：几十年来的基础研究已经开发出众多有前景的神经保护疗法，但在临床上广泛应用的寥寥无几。许多研究者都在努力寻找新的药物治疗方法，以防止颅脑损伤后进一步的神经元损伤，并加强神经网络重组和功能恢复。部分药物在动物实验或者临床实验中证明对颅脑损伤患者的功能恢复有一定程度的改善。

胞二磷胆碱是一种胆碱能兴奋剂，可以促进三磷酸腺苷（ATP）的形成，增强细胞膜上 ATP 泵的功能，从而增加细胞膜完整性，减少细胞水肿，它被认为是一种潜在的治疗颅脑损伤的药物。但据多中心双盲随机试验研究表明，与安慰剂相比，胞二磷胆碱对颅脑损伤患者损伤后 90 天的功能和认知状态的改善效果不明显。

促红细胞生成素（EPO）是一种调节骨髓造血的糖蛋白，在缺氧刺激后肾脏自然产生。动物实验证明 EPO 可以延缓神经细胞凋亡程序，降低炎症反应，发挥神经营养因子的作用，因此推测 EPO 可以减轻颅脑损伤的炎症反应。一项随机对照试验研究表明，中度至重度颅脑损伤后 EPO 治疗与未治疗的患者的效果相比，结果显示 EPO 能显著降低死亡率，但不能降低不良预后发生率。

氨甲环酸（TXA）是氨基酸赖氨酸的合成衍生物，是一种用于减少活动性出血的抗纤溶药。一项临床实验研究表明，早期应用 TXA 可降低颅脑损伤患者的死亡率。

重组白细胞介素-1 受体拮抗药通过抑制白细胞介素（IL-1）受体介导的炎症级联反应，已证实在一系列神经病变中具有一定的益处。在颅脑损伤患者 II 期单中心随机对照试验中，它已被证明是安全的，并可改善急性神经炎症反应。目前正在进行一项剂量范围研究，以优化给药剂量和给药时机。

盐酸金刚烷胺是一种 N-甲基-D-天冬氨酸（NMDA）拮抗药和多巴胺激动药。一项前瞻性多中心双盲随机对照试验显示，184 名成年患者在颅脑损伤后 4～16 周处于植物人或最低意识状态，并接受住院康复治疗 4 周后，使用金刚烷胺治疗组与安慰剂治疗组相比，金刚烷胺在积极治疗 4 周期间，通过残疾评定量表（DRS）测量的功能恢复较安慰剂组有加快趋势。

近几十年来，虽然在颅脑损伤患者的治疗和预后数据方面取得了与发达国家相似的进展，但在颅脑损伤的治疗方面，我国仍然存在很多问题和挑战，如没有颅脑损伤完整的大宗的流行病学调查资料；在我国大多数城市，从事故现场到医院之间的交通延误是很常见的，使得复杂性创伤性颅脑损伤患者失去了"黄金救治时间"，特别是那些需要紧急外科干预的患者；颅脑损伤的院前急救仍不理想，我国迫切需要增加院前颅脑损伤急救培训，提高院前急救水平，给患者后期的手术和治疗创造时间和机会；在我国西部地区训练有素的神经外科医师很短缺，颅脑损伤患者获得专科治疗的机会有限。

参考文献

[1] CAPIZZI A，WOO J，VERDUZCO-GUTIERREZ M. Traumatic brain lnjury：An overview of epidemiology，pathophysiology，and medical management [J]. Med Clin North Am，2020，104（2）：213 - 238.

[2] KHELLAF A，KHAN D Z，HELMY A. Recent advances in traumatic brain injury [J]. Neurol，2019，266（11）：2878 - 2889.

[3] JIANG，JY，GAO GY，FENG JF，et al. Traumatic brain injury in China [J]. The Lancet Neurology，2019，18（3）：286 - 295.

[4] NAJEM D，RENNIE K，RIBECCO-LUTKIEWICZ，et al. Traumatic brain injury：classification，models，and markers [J]. Biochem Cell Biol，2018，96（4）：391 - 406.

[5] GALGANO M，TOSHKEZI G，QIU X C，et al. Traumatic brain Injury：current treatment strategies and future endeavors [J]. Cell Transplant，2017，26（7）：1118 - 1130.

[6] KHELLAF A，D Z KHAN，A HELMY. Recent advances in traumatic brain injury [J]. J Neurol，2019. 266（11）：2878 - 2889.

[7] MONDELLO S，SORINOLA A，CIEITER E，et al.，blood-based protein biomarkers for the management of traumatic brain Injuries in adults presenting to emergency departments with mild brain Injury：a living systematic review and meta-analysis [J]. J Neurotrauma，2021，38（8）：1086 - 1106.

[8] NAJEM D，K RENNIE，M RIBECCO-LUTKIEWICZ，et al. Traumatic brain injury：classification，models，and markers [J]. Biochem Cell Biol，2018，96（4）：391 - 406.

[9] SARKIS G A-O，T ZHU，Z YANG，et al. Characterization and standardization of multiassay platforms for four commonly studied traumatic brain injury protein biomarkers：a TBI Endpoints Development Study [J]. Biomark Med，2021，15（18）：1721 - 1732.

[10] WONG K A-O，W T O BRIEN，M SUN，et al. Serum Neurofilament Light as a Biomarker of Traumatic Brain Injury in the Presence of Concomitant Peripheral Injury [J]. Biomark Insights，2021 ，16：1177 - 1197.

第二章 颅脑损伤分型及意义

一、颅脑损伤分型及意义

目前颅脑损伤的分类方法众多，依据硬脑膜完整程度、解剖层次、损伤程度、损伤时间及损伤机制等，分类如下。

1. 按照硬脑膜完整程度分类：可分为闭合性颅脑损伤和开放性颅脑损伤。硬脑膜是否完整是闭合性和开放性的唯一界限，此分类可以明确显示硬脑膜完整程度及脑组织是否与外界相通。

（1）闭合性颅脑损伤：是指头部致伤后，硬脑膜保持完整，颅腔内容物并未与外界相通（图2-1）。

（2）开放性颅脑损伤：是指钝器、锐器或火器造成头皮、颅骨、硬脑膜破损，致使脑组织直接或间接与外界相通的颅脑损伤（图2-2）。按致伤物不同可分为火器伤和非火器伤。火器性开放型颅脑损伤是指火器穿透造成头皮、颅骨、硬脑膜和脑组织直接或间接与外界相通的创伤，在战时多见，和平时期相对少见，它造成的损伤较重，死亡率高。损伤后功能障碍、颅内血肿、合并伤以及继发的颅内感染是死亡的主要原因。

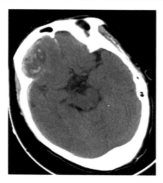
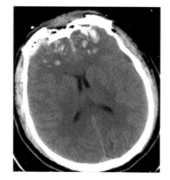

图2-1 闭合性颅脑损伤：右侧额叶脑挫裂伤　　图2-2 开放性颅脑损伤

2. 按照解剖层次分类：可分为头皮伤、颅骨骨折和脑损伤。此法适用于临床诊断，是以颅脑解剖部位和损伤病理形态改变而定，可明确显示损伤的解剖部位、层次和局部病理改变。

（1）头皮伤：是指损伤层次仅限于头皮全层，未达颅骨，可分为头皮血肿、头皮挫伤和头皮裂伤。

（2）颅骨骨折：是指损伤层次达颅骨，可分为颅盖骨折和颅底骨折。颅盖骨折可分为线性骨折（图2-3）、粉碎性骨折和凹陷性骨折（图2-4），颅底骨折可分为前、中、后颅窝骨折（图2-5）。

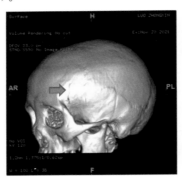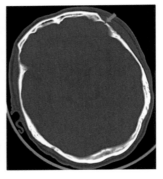

图 2-3　左侧额骨线性骨折

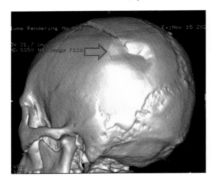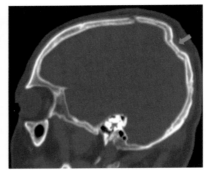

图 2-4　左侧顶骨凹陷性骨折

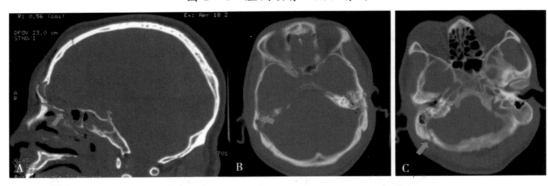

图 2-5　前（A）、中（B）、后（C）颅窝骨折

（3）脑损伤：是指损伤层次达脑组织层面，可分为脑震荡、脑挫裂伤、脑干损伤和丘脑下部损伤、伤后脑水肿和颅内血肿。

3.按照损伤程度分类：按格拉斯哥昏迷评分（GCS）和伤后原发昏迷时间可分为轻型、中型、重型和特重型颅脑损伤，此分类可以明确显示颅脑损伤的严重程度及其发展的动态。

（1）轻型颅脑损伤：GCS 评分 13～15 分，伤后昏迷时间在 30 分钟以内。

（2）中型颅脑损伤：GCS 评分 9～12 分，伤后昏迷时间在 30 分钟～6 小时以内。

（3）重型颅脑损伤：GCS 评分 6～8 分，伤后昏迷时间在 6 小时以上，或在伤后 24 小时内意识情况恶化，再次昏迷时间在 6 小时以上者。

（4）特重型颅脑损伤：GCS 评分 3～5 分，伤后持续昏迷。

4. 按照损伤时间分类：可分为急性、亚急性和慢性颅脑损伤，此分类可明确表示受伤后时间。

（1）急性颅脑损伤：是指颅脑受伤时间在 3 日以内。

（2）亚急性颅脑损伤：是指颅脑受伤时间在 3 日～3 周内。

（3）慢性颅脑损伤：是指颅脑受伤时间在 3 周以上。

5. 按照损伤机制分类：可分为原发性颅脑损伤和继发性颅脑损伤，此分类可明确显示受伤机制及损伤次序。

（1）原发性颅脑损伤：是指致伤因素直接作用于颅脑所产生的创伤性病理改变，即暴力作用于头部立即发生的脑损伤，是致伤暴力作用于颅脑时瞬间改变的直接结果，包括脑震荡、脑挫裂伤、脑干损伤、丘脑下部损伤等。

（2）继发性颅脑损伤：是指致伤因素作用于颅脑一段时间后产生的颅脑组织损害，主要包括脑水肿、脑肿胀、颅内血肿和外伤性硬脑膜下积液等。颅内血肿包括硬脑膜外血肿、硬脑膜下血肿和脑内血肿等。

6. 其他特殊类型颅脑损伤：

（1）进展性出血性损伤（progressive hemorrhagic injury，PHI）：伤后 24 小时内再次 CT 扫描证实的颅内出血性病灶扩大超过 25％（图 2-6）。

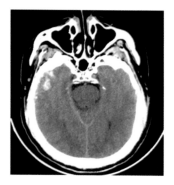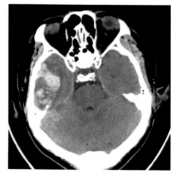

图 2-6　2 小时后复查示右侧脑挫裂伤较前进展

（2）创伤性多发性颅内血肿（traumatic multiple intracranial hematomas，TMIH）：强调的是血肿的多发（图 2-7）。

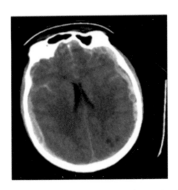

图 2-7　双侧额颞顶部硬膜下血肿、蛛网膜下腔出血

二、目前分型存在的问题

颅脑损伤的分类受到解剖、生理、病理生理改变以及治疗措施选择等多因素。急性颅脑损伤因受伤原因不同、损伤机制多样，颅内血肿可表现为单发，也可以表现为多发，还可能不断进展、变化。在实际工作中，颅内血肿可能为单一血肿、同一部位不同类型血肿、不同部位相同类型血肿、不同部位不同类型血肿、迟发血肿、血肿增加进展、合并颅骨骨折、伴有脑组织弥漫性肿胀等，也可能伤情复杂、病情严重、进展迅速，术中出现急性脑肿胀、脑膨出，术中、术后其他部位血肿扩大或者出现迟发血肿，导致临床救治工作困难。

虽然颅脑损伤的分类方法众多，但是目前颅脑损伤的病情分类和分级仍然存在争议。尤其对于评估伤情、选择治疗方案，特别是需要急诊开颅手术的病例，仍然存在很多不足之处。

参考文献

［1］王忠诚．王忠诚神经外科学［M］．武汉：湖北科学技术出版社，2015：301-457.
［2］刘佰运．实用颅脑创伤学［M］．北京：人民卫生出版社，2016：66-68.

第三章 目前手术面临的问题

随着 CT 等影像学检查的普及、双极电凝及显微镜等手术器械的改进和广泛应用、神经外科医师手术技巧的不断提高，以及规范化手术操作、围手术期管理的大力推进，颅脑损伤患者的手术成功率及预后明显改善。但是急性颅脑损伤是一个进展、变化的过程，特别是对于一些不同部位、不同性质并进展变化的复杂性颅内血肿尤其如此，针对术中、术后可能出现的病情变化，如果术前没有制订好合适的手术策略，术中不能及时调整手术方案，其所碰到的困难常常难以得到圆满解决。在临床处理中仍有一些棘手问题，总结为以下几点。

一、切口设计问题

颅脑损伤手术切口设计总的原则是：①有利于病灶部位的暴露；②考虑皮瓣的血运；③便于切口的延伸；④兼顾美观的原则。重型颅脑损伤的一个特点是进展、变化，特别是复杂性颅脑损伤病情进展、变化，我们可能面临双侧都需要手术；或一侧手术、术中对侧血肿扩大；或一侧手术、术后对侧血肿扩大；或幕上手术、术后幕下血肿扩大等困难，此时手术切口设计相当困难，常常难以兼顾。我们不能只看到当时的病情，必须考虑到患者可能出现的变化，周密考虑，提前设计，制订适当的治疗方案，选择最优的手术策略。

不同部位同时需手术，特别是双侧开颅手术，传统方式是双侧大骨瓣开颅。术后脑组织肿胀，常常出现中间皮瓣血运差、不同程度皮瓣坏死、脑脊液切口漏等很多棘手难题。额颞瓣、颞顶瓣、标准大骨瓣开颅等手术切口，在遇到颅内出现异位迟发血肿时，切口的延伸更是很大的难题。特别是术中其他部位血肿需快速手术时，容易因切口的暴露问题而造成难以一次处理不同部位的病变，从而延迟治疗，造成脑继发性损伤加重，影响预后。

对此，我们提出了 T 型切口灵活运用的理念，目的就是优化皮瓣设计，使得在术中出现上述问题时能更好地改变切口，更好地暴露手术区域，相信能够为广大的神经外科医师提供一种新的思路。

二、术中急性脑膨出

重型颅脑损伤患者尽量缩短术前救治时间是抢救的关键之一，颅脑损伤后脑挫裂伤及出血并出现占位效应，其脑细胞缺血、坏死后刺激脑血管，可以导致脑血管痉挛和脑灌注不足等。病灶区血流量逐步减少，减少到一定程度时，脑细胞线粒体衰竭，ATP生产减少，钠泵衰竭，导致过量的水和钠在脑细胞内聚集，加重脑水肿。早期及时清除颅内血肿及挫伤坏死脑组织可以阻断颅脑损伤病理过程的发生。所以若达到手术指征，临床上都强调尽可能快速地解除颅内高压，但手术过快地减压，术中易出现脑膨出、迟发异位血肿等现象。如何避免术中脑膨出和尽早处理迟发异位血肿是目前临床研究的热点。

术中急性脑膨出原因多为急性脑肿胀和迟发颅内血肿，临床研究中有很多方法预防术中急性脑膨出。

1. 多点硬膜开窗（硬膜网格成形技术）：由米切尔（Mitchell）于2004年提出。对硬脑膜多处纵横切开形成网格状，网状硬膜的存在能够充分释放硬膜下血凝块及血性脑脊液，降低颅内压；同时又由于网状硬膜张力的存在，而不至于颅内压下降过快。

2. 国内学者推荐控制性逐级适度开瓣减压术：切开头皮后，先在颞部钻骨孔，切开硬膜，放出部分硬膜下血肿，实施第一步减压，再开骨窗，咬除蝶骨嵴，下平颅底，视血肿或脑挫伤严重处对应切开硬脑膜，清除血肿或挫伤坏死脑组织，脑搏动仍不理想或有脑膨出倾向，即缝合头皮，复查CT，确定无迟发血肿再实施对侧减压（有迟发血肿者施行血肿清除），最后视脑搏动情况决定硬膜切开范围或行内减压。

3. 王玉海教授等提出的"控制性减压技术"：常规开颅形成骨窗前要求保持硬脑膜的完整性，去除颅骨后，首先于硬脑膜的骨窗缘处用穿刺针刺一小洞或切一小口，将颅内压探头置入，测定初始颅内压值；随后根据患者血肿的部位及血肿的特点选择首先切开硬脑膜的位置，其中对冲伤所致的额颞底部脑挫伤、硬膜下血肿一般选择平行于骨窗缘在额底部或颞底部切开硬膜，其余部位一般选择血肿最厚处（多为出血点处）切开硬膜；硬脑膜切口一般不超过5 mm，多以吸引器头的直径为准。硬脑膜切开后，缓慢吸除部分血肿或挫伤失活组织，使颅内压缓慢下降，一般颅内压下降的速度是10～15 mmHg（1.33～2.0 kPa）/10 min，待颅内压低于20 mmHg（2.66 kPa）后，如脑组织无膨出的迹象，则将硬脑膜完全敞开并悬吊硬脑膜；清除血肿及挫伤失活脑组织并止血后，常规关颅；该技术强调全程颅内压监测，并控制减压速度。

虽然神经外科专家对降低术中急性脑膨出提出了很多建设性的处理方案，降低了术中急性脑膨出以及术中、术后迟发出血和术后脑梗死等的发生，但目前临床中仍有部分重型颅脑损伤患者难以避免术中急性脑膨出，尚需要更完善的处理策略。

三、如何同时处理双侧多发血肿

双侧急性创伤性颅内多发血肿，特别是双侧都需要开颅手术的患者，在临床中处理难度大，治疗效果差。双侧开颅手术一般是先开瞳孔散大侧或者占位效应明显侧，处理结束，缝合完毕后再处理对侧，有可能出现以下情况：①先手术侧的减压窗可能成为承重面，特别是在对侧手术开始时减压窗承受开颅去骨瓣等诸步骤产生的压力，原有脑挫裂伤的先手术侧脑组织受压，可能导致术后原有血肿增大或新的血肿形成，可能需要再次手术治疗。②术中可能出现对侧血肿的快速增加，出现严重的急性脑膨出。③术中出现急性脑膨出时，可能没有彻底止血，匆忙关颅处理对侧，如果对侧处理结束后仍有张力偏高，可能需要剪开原有缝线，再次探查原手术侧。④不能完全根据术中双侧颅内情况决定是否去骨瓣，去单侧还是双侧骨瓣，以至于为了安全起见，可能去除双侧骨瓣。

所以要求术者在手术中能做到双侧平衡减压，并能检查双侧术区挫伤失活的脑组织及血肿是否彻底清除、是否还有活动性出血、是否达到有效减压等，再根据术中双侧的颅内情况并结合术前患者情况决定是否去骨瓣，去单侧或者双侧骨瓣。

四、如何及时发现并处理术中远隔部位迟发血肿

临床上颅脑损伤患者开颅术中及术后时常会出现远隔部位的迟发颅内血肿。一方面是因病情的严重性和受伤原因的复杂性所致。另一方面，远隔部位的骨折或者脑挫裂伤是引起迟发血肿，导致再次手术的另一重要危险因素，但部分医师对远隔部位的骨折、脑挫裂伤及血肿重视程度不够。术中、术后远隔部位迟发血肿，如不能早期预判、及时处理，将造成继发性脑损伤，严重影响患者预后。平常临床工作中经常碰到开颅术中敞开硬膜后，脑组织向外膨出，严重者将影响手术的继续进行，不得不匆匆关颅，由麻醉医师、护士、手术医师陪同下到放射科复查CT，明确血肿后再次签字，进手术室再次消毒、铺巾，行再次开颅手术。这种处理医疗风险极大，因为重型颅脑损伤本身病情重，生命体征可能不平稳，麻醉状态下到放射科复查CT路途风险大且耗时长，容易延误宝贵的抢救时间，给患者造成不必要的损伤，大大增加了该类患者的死亡率，而且有增加医疗纠纷的风险。

而术中及时发现远隔部位迟发血肿并处理的难度较大，此时术前对各部位可能发生的出血情况做好预判及必要的手术准备就显得尤为重要——术前需要仔细阅片，评估患者术中、术后出现远隔部位迟发血肿的概率，从而在术前谈话、术区消毒、头皮切口及骨瓣设计时就提前做好应对策略。

术中CT虽然可以快速判断术中有无迟发出血、血肿的位置及大小、挫伤失活脑组织及血肿是否清理彻底等，但是因价格昂贵，目前国内只有少数神经外科中心具备，绝大部分医院，特别是基层医院都没有配备。所以能找到一种基层医院可以使用的术中能快速明确血肿位置、判断挫伤失活脑组织及血肿是否清除彻底的手段，就变得尤为迫切。

此时，术中超声的应用就能有效地解决这一棘手的问题。近年来随着超声技术的不断发展，尤其是图像越来越清晰，可清楚显示颅内结构、精确定位病灶、引导手术入路。超声设备的小型化使得其不被场地所限制，可以灵活地进行床旁操作。其设备价格相对于CT较为便宜，更能被以急诊外伤患者为主要病源的基层医院所接受。同时，超声设备操作简单，学习曲线较短，更有利于临床医师结合患者的病情进行操作。因此在没有术中导

航、术中CT的基层医院，普及术中超声技术就显得至关重要。

五、如何早期发现颅内情况变化，及时判断患者是否需要行手术治疗

时至今日，开颅手术虽然挽救了众多颅脑损伤患者的生命，但是否需要手术治疗，何时进行手术治疗，以及是否去除骨瓣，一直是讨论的热点问题。

关于开颅手术的指征，教科书都有详细的记载。但是临床工作的复杂就在于：对于手术指征边缘的患者，家属可能暂时要求非手术治疗，或者因特殊病情患者尚不能积极手术治疗时，临床医师的抉择就相当困难。特别是在保守治疗的过程中，颅脑损伤患者病情危重的持续时间长，病情变化快。以瞳孔变化为例，在白班时间，由于值班人员精力较充沛、人员数量较多，可以做到观察及时、处理迅速。但夜间或者周末时，如有瞳孔变化，就加大了医护人员观察的难度，稍有不慎即容易耽误最佳治疗时间，从而造成灾难性的后果。再比如颅脑外伤时硬膜下血肿厚度>10 mm，中线偏移>5 mm，有手术指征。但如果患者硬膜下血肿厚度<10 mm，中线偏移>5 mm，或者硬膜下血肿厚度>10 mm，中线偏移<5 mm时，如何处理就成了难题——部分指标达到手术指征，部分指标又没有达到，此时若再加上家属手术意愿不强烈，医师承担的压力可想而知。此时医师莫不盼望着有一个具体的、简洁明了的数值能够帮助做出最终的决策。

同时，对于术中是否需要去除骨瓣，目前也缺乏统一标准。应当明确大骨瓣开颅不等于去大骨瓣减压，是否需要去除骨瓣，应视情况而定。虽然去骨瓣减压术可以有效降低术后颅内压，帮助患者渡过脑水肿的高峰期，但去骨瓣减压术后常见并发症和后遗症也是显而易见的：硬脑膜下积液、脑积水、脑组织嵌顿及水肿、继发性颅内出血、颅内感染、癫痫等。所以在去骨瓣的问题上一定要慎重。以往在实际工作过程中，多是由手术医师根据术中颅内压和脑组织损伤及膨出的程度进行经验性的判断。如脑膨隆出于骨瓣内表面，可以考虑去骨瓣，但这个度是很难判断和统一的。

所以迫切需要一种监测手段，可以提供一个具体数值以帮助医师决定何时开颅手术以及何时去除骨瓣。颅内压监测的出现为解决上述问题提供了一个定量的标准。在开颅前，可行颅内压监测判断颅内压值是否达到开颅阈值；在关颅阶段，可根据颅内压监测值结合术者对术中脑组织病情进展情况的判断，决定是否行去骨瓣减压术。对于颅内压监测达到何种数值时采取什么样的治疗手段，目前尚存在一些争议。美国神经外科医师协会建议的标准是：经脱水等内科治疗无效、甚至瞳孔散大的急性颅脑创伤患者颅内压升高>30 mmHg（4.0 kPa）需手术治疗，并没有说明行去骨瓣术的具体颅内压监测的数值。2015年中华神经外科学会神经创伤专业组专家共识推荐的去骨瓣减压术的指征是颅内压进行性升高>30 mmHg（4.0 kPa）、持续30 min。中国医师协会神经外科医师分会于同年公布的指南

建议：急性脑实质损伤患者，通过脱水等药物治疗后颅内压≥25 mmHg（3.33 kPa），脑灌注压≤65 mmHg（8.67 kPa），应该行外科手术治疗。对于是否去骨瓣，推荐意见是：如为额颞顶广泛脑挫裂伤合并脑内血肿、CT 出现明显占位效应患者，应该常规行去骨瓣减压；如为单纯脑内血肿、无明显脑挫裂伤、CT 出现明显占位效应的患者，按照血肿部位彻底止血后，是根据术中颅内压情况决定保留或去骨瓣减压。由此可见，不同国家、不同专家对颅内压力有着不同的解读及处理，故而这也是一个值得进一步探究的问题。

颅内压力监测因压力探头所放位置不同，数据的精确度也不同。目前公认最精确的是放置于侧脑室的探头。其实此类探头不仅仅是测压，还能够释放脑脊液，也起到了治疗颅内高压的作用，能够为手术治疗争取一定的时间。这也就是为何脑室型的探头是在具备操作条件的情况下被业内推崇的主要原因。

所以，不管从监测角度还是从治疗角度来判断，积极推行颅内压监测技术势在必行。

六、创伤性颅内血肿合并严重颅底骨折时的处理时机及方法

颅底硬脑膜和蛛网膜与骨质部分粘连十分紧密，故颅底骨折时常常可以导致硬脑膜及蛛网膜撕裂，或破裂的骨片将硬脑膜及蛛网膜刺破，从而导致脑脊液外流。随后外流的脑脊液会通过骨折缝及骨质缺损部位流向鼻腔、外耳道，可致术后顽固性脑脊液漏和颅内感染，危及生命。特别是伴有开放性颅脑损伤、脑组织外溢、颅内血肿和脑挫裂伤的患者，其致残率、病死率更高。

脑脊液漏主要分为鼻漏、耳漏和伤口漏。脑脊液耳漏相比于脑脊液鼻漏更易自愈，自行好转。这是由于血液凝固及炎性介质黏附在颅底骨折的硬脑膜缺损处，疝出的脑组织填塞缺损处也起到作用。鼻漏和伤口漏最多见于前颅底骨折。这主要是由于筛骨筛板以及额窦后壁骨质厚度比较薄，同时前额部较为容易受伤，皮肤也较薄弱，故容易造成脑脊液漏、颅内感染等并发症。所以对于前颅底骨折的患者，尤其应重视其并发脑脊液漏的情况。

因此，对于颅内血肿合并严重前颅底骨折的患者，由于病情较重及骨折常常波及上矢状窦前段，以往治疗先清创处理伤口，待患者病情稳定或出现并发症后再延迟处理骨折及脑脊液漏。但随着显微镜的广泛应用及术中修补材料的有效使用，目前Ⅰ期修补额窦、前颅底骨折在临床工作中逐渐成熟开展起来。

颅底重建手术方式主要有两种：开颅及内镜手术修复。内镜手术作为目前逐渐成熟的技术，有其巨大的优势。由于鼻腔鼻窦和颅底解剖特点，借助于内镜下多角度、全方位的良好术野，精准的操作，使得其可控手术范围包括前中颅底区域，而修补适应证也由单一颅底骨折脑脊液漏扩大到多发颅底骨折脑脊液漏。这对于单纯颅底骨折脑脊液漏的患者，有损伤小、视野清的优势。但如果此时合并有创伤性颅内血肿，在清除颅内血肿的同时，还需要去除前中颅底的部分骨质时，开颅手术就比内镜手术更有优势了。

目前较为普遍的做法是在急诊开颅清除血肿后，确认漏口位置以及硬膜和下方骨板的伤情，同时将修复颅底。颅底重建就是在颅内外建立永久性的屏障，防止脑脊液漏及颅内感染的发生，避免后期行颅底重建及脑脊液漏口修补术。颅底重建包括骨性重建和硬膜重建，骨性重建与否仍有分歧，部分学者认为，应用颅底骨移植或者钛网重建颅底来防止前颅窝底缺损造成的脑膜脑膨出，另一部分学者认为重点修复颅底的硬膜结构，而不重建颅底骨缺损，一般不会发生脑膜脑膨出。

有学者认为，对于前颅窝底骨缺损直径<1 cm的，颅底组织较厚、较容易修补而不易出现脑脊液漏的部位，可以酌情只行硬脑膜重建。对前颅窝底骨缺损直径>1 cm的，颅底组织较薄、不易修补而容易出现脑脊液漏的部位，应该同时行骨性重建和硬膜重建。令手术医师困惑的是，至今这类患者的手术时机及手术方式尚没有统一，所以我们总结了自己的手术经验，希望能给同行一些提示和启发。

参考文献

[1] HUTCHINSON P J, KOLIAS A G, TAJSIC T, et al. Consensus statement from the International consensus meeting on the role of decompressive craniectomy in the management of traumatic brain Injury: Consensus statement [J]. Acta Neurochir (Wien), 2019, 161 (7): 1261 - 1274.

[2] HUANG W, ZHOU B, LI Y, et al. Effectiveness and safety of pressure dressings on reducing subdural effusion after decompressive craniectomy [J]. Neuropsychiatr Dis Treat, 2021, 14; 17: 3119 - 3125.

[3] HAWRYLUK G W J, RUBIANO A M, TOTTEN A M, et al. Guidelines for the management of severe traumatic brain Injury: 2020 update of the decompressive craniectomy recommendations [J]. Neurosurgery, 2020, 1; 87 (3): 427 - 434.

[4] COOPER D J, ROSENFELD J V, MURRAY L, et al. Patient outcomes at twelve months after early decompressive craniectomy for diffuse traumatic brain Injury in the randomized DECRA clinical trial [J]. J Neurotrauma, 2020, 1; 37 (5): 810 - 816.

[5] 中华神经外科学会神经创伤专业组. 颅脑创伤去骨瓣减压术中国专家共识 [J]. 中华神经创伤外科电子杂志, 2015, 1 (2): 6 - 8.

[6] 中国医师协会神经外科医师分会, 中国神经床上专家委员会. 中国颅脑创伤外科手术指南 [J]. 中华神经创伤外科电子杂志, 2015, 1 (1): 59 - 60.

[7] 刘企源, 许文辉. 颅脑创伤患者开颅术后颅内再出血的相关因素分析 [J]. 中华神经外科杂志, 2013, 29 (2): 134 - 137.

[8] 张春雷, 王玉海, 何建青, 等. 弥漫性脑肿胀患者双侧开颅术中急性脑膨出的相关因素分析 [J]. 中华神经外科杂志, 2015, 31 (6): 614 - 616.

[9] 何建青，王玉海，陈进艳，等．颅脑损伤开颅术中急性脑膨出的相关危险因素分析 [J]．中华神经外科杂志，2014，30（11）：1141-1144.

[10] 栾宁，朱丽，徐驰宇．脑脊液鼻漏的定位及修补：附12例报告 [J]．中国微创外科杂志，2019，19（12）：1132-1135.

[11] 别黎，李蕴博，于洪泉，等．前颅窝底骨折Ⅰ期颅底重建的外科治疗 [J]．中华创伤杂志，2014，30（6）：506-508.

[12] YELLINEK S，COHEN A，MERKIN V，et al. Clinical significance of skull base fracture in patients after traumatic brain injury [J]. J Clin Neurosci，2016，25：111 -115.

[13] 高国一，江基尧．颅内压监测在颅脑创伤临床管理中的应用 [J]．天津医药，2017，45（8）：803-805.

[14] JIANG J Y，GAO G Y，FENG J F，et al. Traumatic brain injury in China [J]. Lancet Neurol，2019，18（3）：286-295.

[15] 刘会昭，孙永锋，李煜环，等．超声引导阶梯减压在颅脑损伤术中脑膨出的应用 [J]．现代仪器与医疗，2020，26（1）：35-38.

[16] 杨斯斯，王承，段继新．阶梯减压技术对兔加速性脑损伤模型脑缺血再灌注损伤的研究 [J]．湖南师范大学学报（医学版），2022，19（2）：44-45.

[17] 段继新，钟治军，刘渊．创伤性颅内血肿合并严重颅底骨折术中处理体会 [J]．中国临床神经外科杂志，2016，21（11）：713-714.

[18] EOLEHIIAN S A，POTAPOW A A，SEROVA N K，et al. Reconstructive surgery of cranioorbital injuries [J]. Zh Vopr Neirokhir Im N N Burdenko，2011，75（2）：25-39.

[19] TOSUN F，CONUL E，YETISER S，et al. Analysis of different surgical approaches for the treatment of cerebrespinal fluid rhinorrhea [J]. Minim Invasive Neuresurg，2005，48（4）：355-360.

[20] ARCHER J B，SUN H，BONNEY P A，et al. Extensive traumatic anterior skull base fractures with cerebrospinal fluid leak：classification and repair techniques using combined vascularized tissue flaps [J]. J Neurosurg，2016，124（3）：647-656.

[21] PETERSEN L G，PETERSEN J C，ANDRESEN M，et al. Postural influence on intracranial and cerebral peffusion pressure in ambulatory neurosnrgical patients [J]. Am J Physiol Regul Integr Comp Physiol，2016，310（1）：100-104.

[22] 代垠，肖顺武，张平．创伤性前颅窝粉碎性骨折急诊术中颅底重建 [J]．中华创伤杂志，2014，30（5）：411-413.

[23] 严耀华，沈剑虹，杨柳．前颅底多发性粉碎性骨折伴脑脊液鼻漏的修补方法 [J]．中华神经外科杂志，2010，26（12）：1133-1135.

第四章 复杂性创伤性颅内血肿的定义与分型

一、定义

颅脑损伤可以表现为颅内血肿部位的多发，也可以表现为损伤性质的多样，还可以表现为一个进展、变化的过程。2002 年欧特尔（Oertel）等提出进展性出血性损伤（progressive hemorrhagic Injury，PHI）的概念，它指的是伤后 24 小时内再次 CT 扫描证实的颅内出血性病灶扩大超过 25%。该提法强调了病情的进展性，还有学者提出了创伤性多发性颅内血肿（traumatic multiple lntracranial hematomas，TMIH）的概念，它强调的是血肿的多发。PHI 及 TMIH 的提出，在创伤神经外科中具有相当重要的临床意义，各自代表着目前颅脑损伤（TBI）治疗研究的不同方向；但其实两者都具有一个共同的特征，均表现为病情复杂，临床处理尤其是手术方案的制订相当棘手，根据两者的共同特征，本文提出复杂性创伤性颅内血肿（complicated traumatic lntracranial hematomas，CTIH）的概念，CTIH 是指急性颅脑损伤患者（伤后 72 小时内）颅内血肿明显进展、颅内多发血肿需要急诊开颅手术者，或者术中、术后病情进展需要再次手术者，病情复杂，变化快，临床处理棘手。

二、临床特点

CTIH 患者通常表现为血肿跨度大，且可能出现病情进展、变化，严重者可继发脑疝形成，危及生命，早期手术往往不能一次处理不同部位病变，术中、术后可能出现原有非手术区域或者出现新的颅内血肿。CTIH 着重强调伤情本身严重、复杂、变化快，术中极易出现急性脑肿胀、脑膨出，术中、术后出现其他部位血肿扩大或者迟发血肿等，可能面临双侧同时开颅手术，或需要再次开颅手术，切口设计困难，临床处理尤其手术方案的制订特别棘手。

三、诊断要点

急性颅脑损伤患者伤后 72 小时内出现下列情况之一者：

1. 首次 CT 即提示颅内不同部位和（或）不同类型血肿，单个或多个血肿有明确手术指征者。

2. 颅内单发或多发血肿复查 CT 提示颅内出血明显增加并有急诊手术指征。

3. 开颅术中、术后经超声或 CT，发现术区周边或远隔部位原有血肿明显扩大或新发血肿并有手术指征者。

四、分型

根据 CTIH 的临床特点，本文将其分为进展型、多发型、多发并进展型 3 种。

（一）进展型

伤后 72 小时内颅内单发血肿，或颅内不同部位和（或）不同类型血肿中某一血肿，CT 复查提示颅内出血明显增加并有急诊手术指征。

病例 1

【病史】患者，男，27 岁。因"高处坠落伤致伤头部意识不清 40 分钟"入急诊科。既往体健。

【体格检查】神志模糊，GCS 评分 $E_2V_2M_5=9$ 分。双侧瞳孔等大等圆，对光反射迟钝，直径约 3 mm，四肢肌力检查不合作，肌张力不高，双侧巴氏征未引出。

【诊疗过程】伤后 45 分钟急诊 CT 提示右侧颞部少量硬膜外血肿并右侧颞骨骨折（图 4-1、图 4-2），急诊予以完善相关检查及术前准备，伤后 2.5 小时复查 CT 示右侧颞部硬膜外血肿明显增加，临近环池脑干明显受压（图 4-3），根据患者 CT 变化情况，急诊在全身麻醉下取右侧大问号形切口行右侧开颅血肿清除术。术后复查 CT 提示右侧颞部硬膜外血肿彻底清除（图 4-4）。

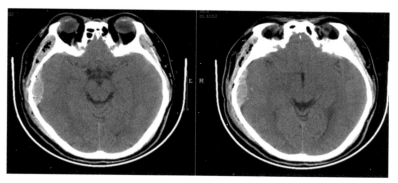

图 4-1　伤后 45 分钟第 1 次 CT 示右侧颞部少量硬膜外血肿

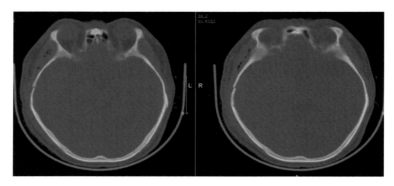

图 4-2　伤后 45 分钟第 1 次 CT 骨窗片示右侧颞骨骨折

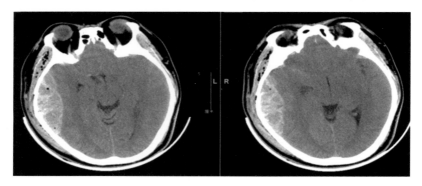

图 4-3　伤后 2.5 小时复查 CT 示右侧颞部硬膜外血肿明显增加

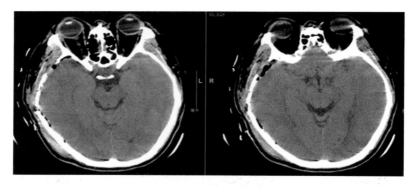

图 4-4　术后当日复查 CT

（二）多发型

伤后 72 小时内首次 CT 即提示颅内不同部位和（或）不同类型血肿，有明确手术指征，需同一切口或不同切口 2 个或 2 个以上骨瓣开颅手术。

病例 2

【病史】患者，男，56 岁。因"车祸外伤后神志不清 20 余分钟"入急诊科。既往体健。

【体格检查】神志中昏迷，GCS 评分 $E_1V_1M_3 = 5$ 分。右侧瞳孔直径约 4 mm，对光反射消失，左侧瞳孔直径约 2 mm，对光反射消失，左侧外耳道可见新鲜血迹，四肢肌力检查不合作，肌张力不高，左侧巴氏征阳性，右侧巴氏征未引出。

【诊疗过程】患者伤后约 30 分钟行急诊 CT 提示右侧颞叶脑挫裂伤，右侧额颞部硬膜下血肿，左侧颞部硬膜外血肿，蛛网膜下腔出血，颅内少量积气，左颞骨骨折，蝶骨骨折，蝶窦积血，脑室、脑池及脑干明显受压，脑沟脑回显示不清（图 4 - 5、图 4 - 6），同时患者存在神志障碍，两侧瞳孔不等大的表现，考虑脑疝形成，急诊手术指征明确。急诊取 T 型切口，在双侧控制的原则下行双侧开颅血肿清除术，并取带蒂肌瓣行左侧颅中窝底修补。术后 CT 提示原出血部位已大部分清除（图 4 - 7）。

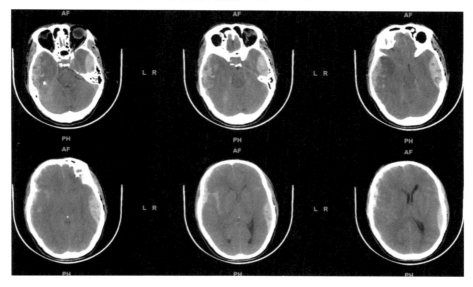

图 4 - 5 术前 CT 示右侧颞叶脑挫裂伤并左侧颞部硬膜外血肿

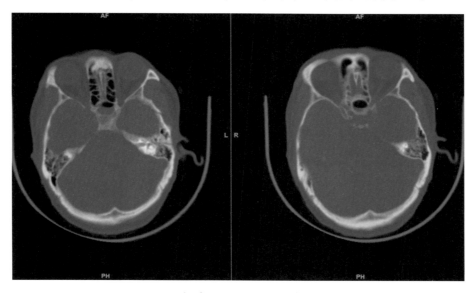

图 4 - 6 术前 CT 示左侧颞骨多发骨折

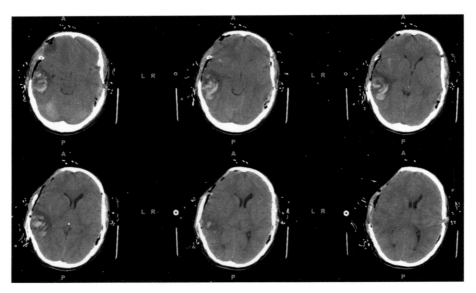

图 4-7　术后复查右侧颞叶脑挫裂伤及左侧硬膜外血肿基本清除

(三) 多发并进展型

伤后 72 小时内颅内多发血肿单个或多个出血明显增加并有急诊手术指征，包括术中、术后非术区出现新发血肿或血肿扩大并需要手术者。

病例 3

【病史】患者，男，56 岁。因"车祸致伤头部后意识不清 30 分钟"入急诊科。既往体健。

【体格检查】神志模糊，GCS 评分 $E_2V_2M_5=9$ 分。双侧瞳孔直径约 3 mm，对光反射迟钝，四肢肌力检查不合作，肌张力不高，双侧巴氏征未引出。

【诊疗过程】伤后 40 分钟急诊 CT 示右侧颞、枕部硬膜外血肿、颅内积气、蛛网膜下腔出血、右侧颞枕骨骨折（图 4-8），伤后 11 小时再次复查 CT 示右侧颞部、枕部硬膜外血肿以及右侧颞叶、左侧额颞叶脑挫裂伤并脑内血肿明显增加，临近环池、鞍上池显示不清，脑干明显受压变形，中线结构向左偏移约 10 mm（图 4-9）。手术指征明确，遂设计双侧 T 型切口，取 T 型切口于右侧部，清除右侧颅内多发血肿，术中有明显脑膨出，行术中彩超示左侧额部硬膜外血肿及脑内血肿增加（图 4-10），随后再取 T 型切口于左侧前额部，并行左侧额叶脑挫裂伤及脑内血肿清除术。术后复查头部 CT 示右侧颞部、枕部硬膜外血肿及右侧颞叶、左侧额颞叶脑内血肿已经清除，环池、鞍上池显示清楚，脑室受压明显减轻，中线结构基本居中（图 4-11）。

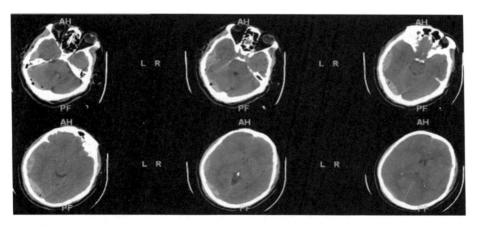

图 4-8 伤后 40 分钟急诊 CT 示颅内多发血肿

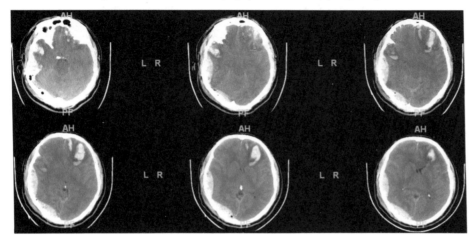

图 4-9 伤后 11 小时复查 CT 示颅内多处血肿明显增加

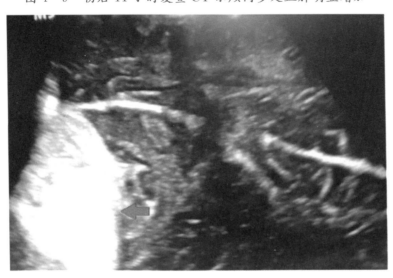

图 4-10 术中彩超示对侧额部巨大血肿

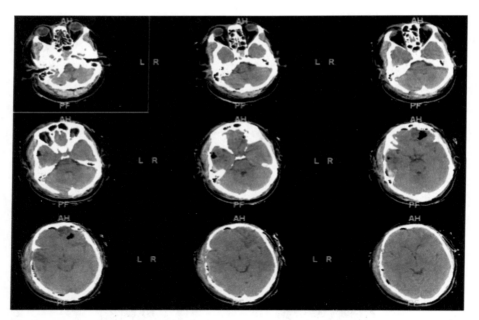

图 4-11　术后复查 CT 示颅内多发血肿均清除

进展型提示 TBI 是一个可以发展、变化的过程，注意密切观察病情变化，尽早 CT 检查并及时复查，尽快手术。多发型强调颅内血肿的多发性和损伤性质的多样性，手术切口设计及术中处理困难，手术方案设计的重要性。多发并进展型是 CTIH 中最难处理的类型，既要考虑到血肿的多发及多样性，又要考虑到病情的变化和进展，如果术前手术方案设计不恰当，术中很可能会出现顾此失彼情况，导致仓促决策及处理，给患者带来灾难性的后果。

CTIH 定义及分型的提出反映了临床中一种特殊类型的需高度重视且难以处理的 TBI，可以早期预警 CTIH 患者术前、术中、术后可能出现的病情变化，为临床医师对 CTIH 患者的处理，特别是手术方案的设计提供帮助，降低术中、术后并发症的发生，降低致死率及重残率。

参考文献

［1］ JIANG J Y. Head trauma in China ［J］. Injury, 2013, 44 (11)：1453 - 1457.

［2］ MAAS A I R, MENON D K, ADELSON PD, et al. Traumatic brain injury：integrated approaches to improve prevention, clinical care, and research ［J］. Lancet Neurol, 2017, 16 (12)：987 - 1048.

［3］ 江基尧. 中国颅脑创伤的发展方向 ［J］. 中华创伤杂志, 2015, 31 (9)：774 - 776.

［4］ 江基尧, 李维平, 徐蔚, 等. 标准外伤大骨瓣与常规骨瓣治疗重型颅脑损伤多中心前瞻性临床对照研究 ［J］. 中华神经外科杂志, 2004, 20 (1)：37 - 40.

［5］中国医师协会神经外科医师分会，中国神经创伤专家委员会．中国颅脑创伤外科手术指南［J］．中华神经外科杂志，2009，25（2）：100－101．

［6］段继新，王承，钟治军，等．阶梯减压结合去骨瓣减压术治疗重型创伤性脑损伤的疗效［J］．中华创伤杂志，2019，35（5）：394－399．

［7］段继新，石磊，钟治军，等．双侧平衡控制阶梯减压术治疗双侧外伤性颅内多发血肿52例［J］．中国临床神经外科杂志，2019，24（3）：165－166．

［8］段继新，石磊，钟治军，等．T型切口在复杂颅脑损伤急诊开颅术中的应用［J］．中国临床神经外科杂志，2019，24（9）：535－536．

［9］何建青，王玉海，陈进艳，等．颅脑损伤开颅术中急性脑膨出的相关危险因素分析［J］．中华神经外科杂志，2014，30（11）：1141－1144．

［10］OERTEL M，KELLY D F，MCARTHUR D，et al. Progressive hemorrhage after head trauma：predictors and consequences of the evolving injury［J］．Journal of neurosurgery，2002，96（1）：109－116．

［11］CAROLI M，LOCATELLI M，CAMPANELLA R，et al. Multiple intracranial lesions in head injury：clinical considerations，prognostic factors，management，and results in 95 patients［J］．Surg Neurol，2001，56（2）：82－88．

［12］张会利，徐君，孙丹桂．创伤性多发颅内血肿的诊治［J］．中华神经外科疾病研究杂志，2011，10（4）：369－371．

［13］ESNAULT P，MATHAIS Q，D'ARANDA E，et al. Ability of fibrin monomers to predict progressive hemorrhagic lnjury in patients with severe traumatic brain lnjury［J］．Neurocritical Care，2019，（33）1：182－195．

［14］WAN X，FAN T，WANG S，et al. Progressive hemorrhagic injury in patients with traumatic intracerebral hemorrhage：characteristics，risk factors and impact on management［J］．Acta neurochirurgica，2017，159（2）：227－235．

［15］HU GW，LANG HL，GUO H，et al. A risk score based on admission characteristics to predict progressive hemorrhagic injury from traumatic brain injury in children［J］．European journal of pediatrics，2017，176（6）：689－696．

［16］VEDANTAM A，YAMAL J-M，RUBIN ML，et al. Progressive hemorrhagic injury after severe traumatic brain injury：effect of hemoglobin transfusion thresholds［J］．Journal of Neurosurgery，2016，125（5）：1229－1234．

［17］LIU J，TIAN HL. Relationship between trauma-induced coagulopathy and progressive hemorrhagic injury in patients with traumatic brain injury［J］．Chinese Journal of Traumatology，2016，19（3）：172－175．

［18］CHAI H，SUN Q，ZHANG Y，et al. Analysis of risk factors of progressive hemorrhagic injury in patients with craniocerebral injury［J］．Chinese Journal of Primary

Medicine and Pharmacy，2016，23（18）：2802 - 2805.

[19] DI G，ZHANG Y，LIU H，et al. Postoperative complications influencing the long-term outcome of head-injured patients after decompressive craniectomy ［J］. Brain Behav，2019，9（1）：e01179.

[20] 王洪生，程月飞，陈斌，等. 外伤性进展性颅内血肿的诊断和治疗 ［J］. 中华神经创伤外科电子杂志，2016，2（6）：334 - 337.

[21] 梁玉敏，包映晖，江基尧. 颅脑外伤后进展性出血性损伤的研究进展 ［J］. 中华创伤杂志，2006，22（2）：156 - 159.

[22] 王连运，郝晓广，姚维成. 开颅术联合微创术治疗多发颅内血肿的疗效研究 ［J］. 中华神经外科疾病研究杂志，2015（4）：365 - 366.

[23] GALGANO M，TOSHKEZI G，QIU X，et al. Traumatic brain Injury：current treatment strategies and future endeavors ［J］. Cell Transplant，2017，26（7）：1118 - 1130.

[24] 徐勤义，董吉荣，蔡学见，等. 颅脑外伤术中脑膨出的分型及治疗 ［J］. 中华神经外科杂志，2012，28（2）：123 - 127.

[25] ZHANG Z L，LIU W M，ZHANG Y，et al. Clinical efficacy of acute intraoperative encephalocele prevention strategy for severe traumatic brain injury ［J］. Zhonghua Yi Xue Za Zhi，2017，97（31）：2435 - 2438.

[26] 王承，段继新，钟治军，等. 重型创伤性脑损伤患者术后外伤性脑梗死的危险因素分析 ［J］. 中华创伤杂志，2019，35（1）：57 - 61.

第五章 急性颅脑损伤手术技巧

一、阶梯减压技术

标准外伤大骨瓣开颅术因其能清除额颞顶硬膜外、硬膜下、脑内血肿及坏死脑组织，控制矢状窦、桥静脉、横窦以及岩窦等静脉窦撕裂出血等优势，从而挽救了众多重型颅脑损伤患者的生命。在临床实际应用过程中，特别是开颅手术中也遇到不少问题：术中直接、快速地敞开硬膜，虽然快速降低了颅内压力，但也可能出现术中急性脑膨出、术中及术后血肿扩大或者新发出血、术后脑梗死等。

1. 术中与术后原有血肿扩大及其他部位出现迟发血肿的可能性增加：迟发血肿包括硬膜外、硬膜下、脑内迟发血肿等，多见于减速性伤所致的颅脑损伤。脑挫裂伤、脑表面血管撕裂及颅骨骨折是迟发性血肿形成的主要病理基础。由于颅内压力骤然减低，原本因颅内高压而闭塞的破裂血管失去了外力的压迫，血管再通，再次出血，原有血肿扩大。同时，快速减压使颅腔内容物突然失去正常颅腔的保护，容易造成内容物移位、硬膜剥离，脑表面的动静脉血管破裂出血，或骨折线处渗血增加，硬膜外/下迟发血肿的发生概率大大增加。

2. 增加了术中急性脑膨出的风险：原发性的脑外伤，脑内神经细胞受损、代谢紊乱、血管自主调节功能减退，最直观的表现就是脑组织充血肿胀及颅内压增高。颅内压增高时颈内动脉及椎基底动脉向颅内供血减少，脑组织缺血、缺氧更加明显，从而进一步加重颅内压增高。机体需要增加平均动脉压而保证脑组织的血供，这样又会进一步加剧颅内压力，从而形成动脉因素所导致的颅内压增高的恶性循环。同时，主要回流静脉如大脑内静脉、大脑大静脉及基底静脉等血管壁因颅内压增高受压，而引起颅内静脉回流受阻，脑血容量增加，颅内压进一步升高，静脉淤血也加重了脑组织缺血、缺氧。除了颅内压增高对动静脉直接压迫的因素外，还有不容忽视的一点就是此时脑血管控制中枢受损，脑血管自动调节功能减弱或丧失，脑血管急剧扩张，从而导致急性弥漫性脑肿胀与脑膨出。尽管此时颅内压力急剧增高，但压力的释放不仅仅需要一个快速的过程，更强调的是安全、有效的减压，因为压力突然解除会导致脑组织急剧充血，加剧再灌注损伤，增加术中急性脑膨出的风险。

3. 大面积脑梗死发生的机会增加：过快降低颅内压力，容易发生脑组织的快速移位、脑血管变形、扭曲、受压及牵拉，特别是对于伴有高血压、动脉狭窄的患者，血管受压及移位导致弹力差并伴有狭窄的血管变得更加狭窄甚至闭塞，进而相应供血区域的脑组织严重缺血，甚至发生大面积脑梗死。此时，脑内重要的结构如丘脑、下丘脑和脑干可发生严重缺血缺氧，发生不可逆性坏死。

针对临床出现的这些问题，不少专家先后提出"梯度减压""阶梯式减压""控制减压""控制性阶梯减压"等理念，但目前为止，尚未达成标准的处理方案。

王斌等学者认为先在血肿最厚处钻骨孔扩骨窗减压对预后有帮助。其具体处理措施是：在最厚的血肿处剥离骨膜，并钻孔，将咬骨钳扩展骨窗到 2 cm×2 cm，挑开硬膜释放血肿达到更进一步的减压，接着完成头皮切口和手术骨窗，并在骨窗下缘平行于侧裂处以平行四边形剪开硬膜，进一步减压硬膜下血肿，并逐渐扩大硬膜切口。

刘燕鸣等学者的操作则没有先钻一骨孔减压这一步骤，他们的具体措施是：在额颞顶部作一个头皮切口，全层切开头皮并止血，钻孔锯骨形成骨瓣，骨瓣去除后选取咬骨钳摘除蝶骨嵴中外侧，尽可能靠近颅中窝底。于呈蓝色硬膜部位作一个切口，适当释放颅内血肿、脑脊液。脑组织内存在血肿者，应给予血肿穿刺予以抽吸，降低颅内压。骨窗压降低后，放射状剪开硬脑膜，彻底清除失活脑组织及颅内血肿，必要时将天幕切开，给予脑疝复位。

对于是否行脑内血肿抽吸减压也有不同观点。谢树波等学者认为，即使是外伤性脑内血肿，亦可采取脑穿针行血肿穿刺抽吸，促使颅内压逐步降低以达到阶梯性减压的目的。也有较多学者的阶梯减压步骤中，既没有包括预先的钻一骨孔减压，也没有包括脑内血肿穿刺抽吸这一步骤，主要是通过十字形剪开硬脑膜，放出部分硬膜下血肿和血性脑脊液来实现的。同时，对于如何剪开硬膜，大家观点仍然没有达成一致意见。有常规悬吊硬膜的同时逐步多处网状切开硬脑膜，使得硬膜下血肿自各处切口自然溢出而减压的；有选取邻近窗骨下缘与外侧裂平行方向将硬脑膜平行切开（长度约 2.0 cm，并行数条平行切口，间距、长度分别为 0.8 cm、2.0 cm），从而降低急性脑膨出风险的；有放射状剪开硬膜，清除残余血肿和挫伤的脑组织的。

王玉海学者是目前国内阶梯减压理念实践较早，积累病例数较多的神经外科专家之一，提出了控制性减压理念。其控制性减压的方案是：常规开颅形成骨窗前注意保持硬脑膜的完整性。去除颅骨后，首先于硬脑膜的骨窗缘处用穿刺针刺一小洞或切一小口，以刚好能置入颅内压探头。根据患者血肿的部位及特点选择首先切开硬脑膜的位置，对冲伤所致的额颞底部脑挫伤、硬膜下血肿一般选择平行于骨窗缘在额底部或颞底部切开硬膜，其余部位一般选择血肿最厚处（多为出血点处）切开硬膜。硬膜切口的选择点要求尽量避开外侧裂等静脉较多的部位，以防止硬膜切开后静脉血管的损伤或嵌顿。硬脑膜切口一般不超过 5 mm，多以吸引器头的直径为准。硬脑膜切开后，迅速将吸引器头置入硬膜切口，缓慢吸除部分血肿或挫伤组织，使颅内压缓缓下降，一般颅内压下降的速度是 10～

15 mmHg（1.33~2.0 kPa）/10 min，待颅内压低于 20 mmHg（2.67 kPa）后，如脑组织无膨出的迹象，则将硬脑膜完全敞开并悬吊硬脑膜，迅速清除血肿和止血。

不同的学者为实现颅内压阶梯式降低的目的，均有不同的操作经验，目前需要一个相对系统的、统一的操作步骤为之进行规范。故此我们系统性地提出了"阶梯减压技术"的理念，坚持"颅压逐步阶梯式降低、每步快速有效减压"的原则。由于颅内压逐级、阶梯式释放，避免了颅内压的剧烈波动，有利于减轻脑组织的明显移位、硬膜的剥离及脑灌注压的骤升，从而减少术中急性脑膨出，以及术中、术后再出血的发生。硬膜、颅腔整体结构的相对完整，使颅内容物得到较好保护，可避免脑组织的明显移位，从而降低了急性脑膨出和大面积脑梗死的发生概率。

同时，我们明确提出"阶梯减压技术"的操作原则及流程，明确每一步具体操作过程及注意事项等，具体操作步骤可分为五步减压。

第一步：患者全身麻醉后，在开颅的头皮标记线的颞顶部上方位置（大问号或者 T 型切口线颞顶部转角处，接近硬膜外或者硬膜下血肿的最厚处），弧形切开全层头皮，此时切口基本是沿着颞上线上方走行。此部位颞肌已经移行为颞筋膜，因减少了颞肌的损伤，减少了出血的概率，剥离头皮组织更加方便、快捷，降低了暴露颞骨鳞部的难度。切开此部分头皮的目的是尽快暴露出部分颞顶骨（血肿最厚处），以便快速在此部位钻孔，尽快地降低颅内压力。如有硬膜外血肿，可予以吸引器将骨孔周边的血肿吸除，如为硬膜下血肿，则用尖刀将硬膜挑开，释放部分硬膜下的血肿，初步缓解颅内高压。

第二步：沿头皮切口标记线，切开余下头皮全层，去除骨瓣，解除额颞顶部颅骨对颅内压力的影响，降低颅内压。

第三步：根据头部 CT 提示的脑挫伤部位、血肿大小及对脑干压迫的严重程度等，确定优先手术部位。一般而言，以额颞叶底部为手术部位的可能性最大，此部位为颅底部，对冲伤导致的脑内血肿及硬膜下血肿常常发生于此。以颞叶底部血肿操作为例，在距颅底骨窗缘约 1 cm 的部位，将硬膜平行于骨窗缘切开，长度 3~4 cm。注意勿将切口切得太长，否则脑组织容易在此部位膨出。此部位硬膜切口可以释放出部分硬膜下血肿，并能清除颞叶底部的脑内血肿及挫伤失活脑组织，尽快减轻肿胀脑组织对脑干的压迫。额叶底部操作流程与之相似。

第四步：以侧裂为中心，将硬膜呈放射状或瓣状切开，剪开的切口与额部及颞部的硬膜切口相连，充分显露整个术区的脑组织，清理颞部及额部残留血肿，并清除顶叶可能存在的硬膜下或脑内血肿。

第五步：此时，如颅内压力仍高，排除迟发颅内血肿后可以考虑额极或颞极部分切除，必要时打开脑池，释放脑脊液减压。如采取上述操作颅内压力仍高或颞肌可能明显肿胀者，可以考虑切除颞肌减压，避免术后颞肌肿胀对脑组织压迫。颞肌的切除可以提供 20~50 mL 的减压空间，但注意保留颞肌筋膜。保留的筋膜薄而坚韧，所占空间极少，但能对局部脑组织表面起到类似于硬脑膜的保护作用。

上述五步减压使得颅内压快速、逐级的释放，避免了颅内压的剧烈波动，有利于防止脑组织的明显移位、硬膜的剥离和脑灌注压的突破，从而降低了术中急性脑膨出，以及术中、术后再出血和大面积脑梗死等的发生。

病例 1

【病史】患者，女，50 岁。因"车祸外伤致神志不清 2 小时"入院。患者于入院前 2 小时因车祸致外伤后神志不清，伤后意识障碍进行性加重，呕吐数次，呈喷射性，呕吐物为胃内容物，大小便未解，既往病史不详。

【体格检查】体温 37 ℃，脉搏 59 次/min，呼吸 14 次/min，血压 158/91 mmHg（21.06/12.13 kPa）。神志深昏迷，GCS 评分 $E_1V_1M_2=4$ 分。双侧瞳孔散大，对光反射消失，直径约 6 mm。右枕部头皮挫伤肿胀明显，外耳道及鼻腔、口腔未见活动性流血及流液。颈软，双肺呼吸音粗，可闻及散在少量湿啰音。心脏及腹部体查未见明显异常。四肢无明显畸形，四肢肌力检查不合作，肌张力不高，双侧巴氏征未引出。

【辅助检查】头部 CT 示双侧额叶、左侧颞叶脑挫裂伤，蛛网膜下腔出血，左侧额颞顶部硬膜下血肿，枕骨骨折（图 5-1、图 5-2）。

手术指征明确，立即完善术前准备，30 分钟后送手术室，术前复查头部 CT 提示左额叶血肿及左侧额颞顶部硬膜下血肿范围较前增大，右额叶及左颞叶脑挫裂伤基本同前（图 5-3）。

【入院诊断】急性特重型颅脑损伤：①双侧额叶及左侧颞叶脑挫裂伤；②左侧额颞顶部硬膜下血肿；③蛛网膜下腔出血；④脑疝；⑤枕骨骨折。

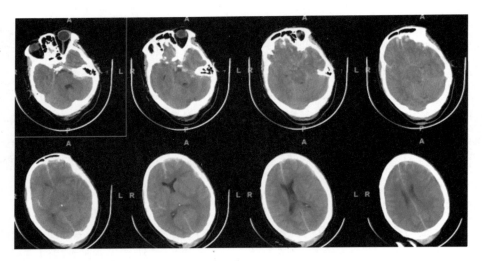

图 5-1　伤后第一次 CT 示：双侧额叶、左侧颞叶脑挫裂伤，伴蛛网膜下腔出血，左侧额颞顶部硬膜下血肿

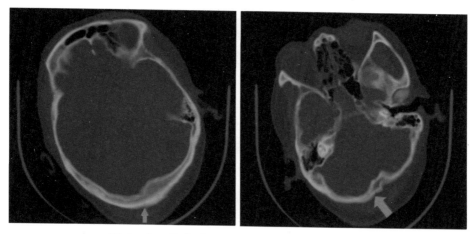

图 5-2　骨窗片示：枕骨骨折（箭头所示）

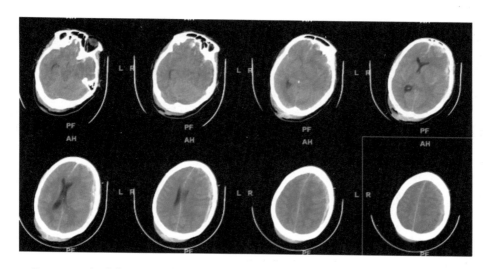

图 5-3　术前复查 CT 提示：左侧额叶血肿及左侧额颞顶硬膜下血肿增
　　　　加，中线明显右偏

★ 手术策略

手术方式：开颅，左侧颅内多发血肿清除＋去骨瓣减压＋颅内压探头植入术。

手术经过：标记左额颞顶部大问号切口，长约 30 cm，选取切口线上颞顶部切口线转角处（只需操作切口全长的一部分）10 cm，切开全层头皮，钻孔，见硬膜蓝染，尖刀挑开硬膜，暗红色不凝血性液体及血凝块喷出，缓慢吸出血性液体及血凝块约 40 mL 后减压（图 5-4）。

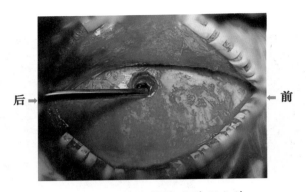

图 5-4　钻孔释放硬膜下血肿

初步减压后，将剩余部分头皮切开，暴露颅骨，未见明显骨折线，去除骨瓣约 12 cm ×14 cm，硬膜张力极高，硬膜蓝染，脑搏动微弱（图 5-5）。

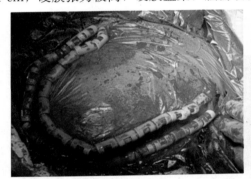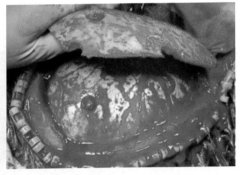

图 5-5　去骨瓣减压

根据 CT 片提示左侧额叶脑挫裂伤及血肿较颞叶明显，距左侧额底部骨窗缘约 1 cm，将硬膜平行于骨窗缘切开约 4 cm，见左额叶脑挫裂伤明显，快速清除左额叶挫伤失活脑组织及脑内血肿约 30 mL，脑组织张力下降，搏动较前好转，无活动性出血，吸收性明胶海绵及棉片压迫（图 5-6）。

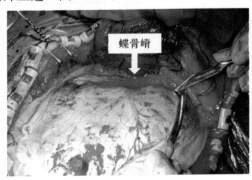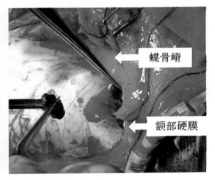

图 5-6　清除左侧额叶挫伤失活脑组织及血肿

再以相同的方法剪开左侧颞部的硬膜，并清除左颞叶挫伤失活脑组织及脑内血肿，硬膜张力明显下降，但是张力仍较高（图 5-7）。

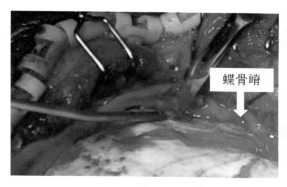
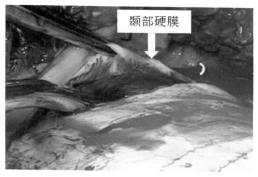

图 5-7 清除左侧颞叶挫伤失活脑组织及血肿

放置硬膜下型颅内压监测探头，提示颅内压为 37 mmHg（4.93 kPa）（图 5-8）。放射状剪开硬膜，见硬膜下血肿约 40 mL，脑组织广泛发红，张力稍高（图 5-9）。清除硬膜下血肿、额颞叶及顶叶残余血肿及挫伤失活脑组织。脑组织张力不高，脑搏动良好（图5-10）。将骨窗扩大至颅中窝底部，达到充分减压，骨窗周围硬膜丝线悬吊。

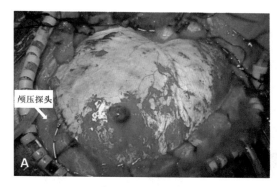
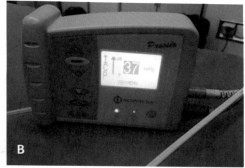

图 5-8 放置硬膜下型颅内压监测探头，测压 37 mmHg

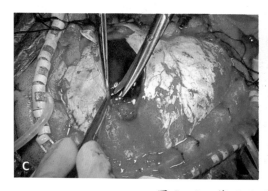
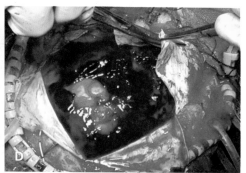

图 5-9 剪开硬膜，见硬膜下血肿

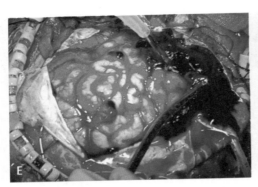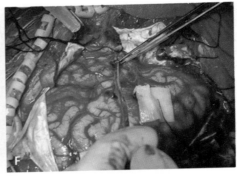

图 5-10　清除血肿及失活脑组织

扩大修补硬膜，检查无活动性出血，去除骨瓣常规关颅。术毕双侧瞳孔等大等圆，直径约 2 mm，对光反射迟钝。

★ 术后转归

术后 4 小时：患者神志浅昏迷，GCS 评分 $E_1V_1M_5 = 7$ 分。双侧瞳孔等大等圆，直径约 2 mm，对光反射迟钝，颅内压 17 mmHg（2.27 kPa）。复查头部 CT 示：左侧额颞顶部硬膜下血肿、左额颞叶脑内血肿基本清除，双侧脑室基本对称，中线居中（图 5-11）。术后 16 小时，患者神志进一步好转，痛刺激能睁眼，有遵嘱动作，GCS 评分 $E_2V_1M_6 = 9$ 分，颅内压 18 mmHg（2.40 kPa）。复查头部 CT 示术区血肿基本清除，双侧脑室基本对称，环池清晰，中线居中（图 5-12）。

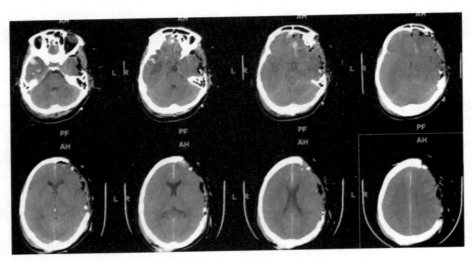

图 5-11　术后 4 小时复查 CT

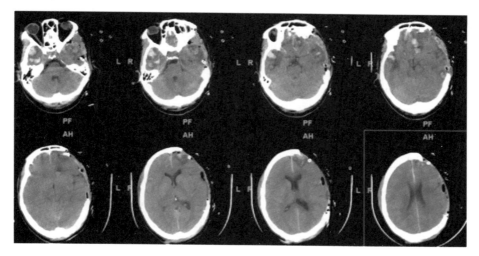

图 5 - 12　术后 16 小时复查 CT

术后第 9 天：患者嗜睡，GCS 评分 $E_3 V_5 M_6 = 14$ 分。复查头部 CT 示术区无新发出血，双侧脑室基本对称，环池清晰，中线居中，左额颞顶少量硬膜下积液（图5 - 13）。

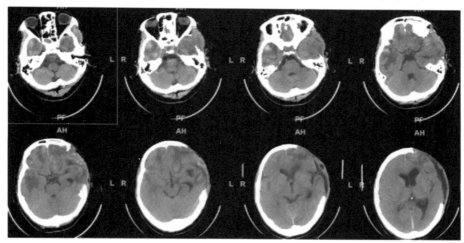

图 5 - 13　术后 9 天复查 CT

★ 病例分析

本例患者因车祸外伤，被人发现后送到医院，患者已经深昏迷，双侧瞳孔散大，头部 CT 提示双侧额叶、左侧颞叶脑挫裂伤，伴蛛网膜下腔出血，左侧额颞顶部硬膜下血肿，枕骨骨折，手术指征明确，去手术室途中，复查头部 CT 提示左额叶血肿及左侧额颞顶部硬膜下血肿范围较前增大，右额叶及左颞叶脑挫裂伤基本同前。

术中采用阶梯减压技术，逐级、阶梯、快速、有效减压，血肿清除彻底，术中、术后没有脑膨出，术后无迟发颅内血肿及大面积脑梗死，术后恢复良好。术中距颅底骨缘 1 cm 剪开硬膜，既能充分暴露并顺利清除颅底挫伤失活脑组织及血肿，又便于硬膜悬吊及止血。硬膜剪开 3~4 cm，有利于充分暴露，过短不能很好地暴露颅底挫伤失活脑组织及血肿。硬膜剪开过长容易出现周边未失活的脑组织从硬膜切口局部膨出，造成未挫伤失活的脑组织被清除，加重术后功能障碍，同时脑膨出后额叶及颞叶底部挫伤失活脑组织及血肿难以充分暴露，不能彻底清除，容易出现术后再出血及严重脑水肿。患者右枕着地，致双侧额叶及左侧颞叶脑挫裂伤，CT 提示左侧额叶脑挫裂伤及血肿较左侧颞叶明显，所以术中先清除左侧额叶血肿及挫伤失活脑组织，再清除左侧颞叶血肿及挫伤失活脑组织，有利于快速有效减压。

阶梯减压不是缓慢减压，延长减压时间，而是优化每一步流程，做到每一步快速而有效，避免快速充分减压，可以明显降低术中与术后急性脑膨出、迟发颅内血肿及大面积脑梗死等的发生。术中清除血肿及挫伤失活脑组织要彻底，一定要做到术中有效减压，否则可能出现术后再出血及严重脑水肿，术后复查 CT 示脑室受压及中线移位仍明显，患者难以早期苏醒。患者昏迷持续时间越长，并发症越多，预后越差，医疗费用越高，所以术中快速有效的减压至关重要。

术中没有先置颅内压监测探头测颅内压，主要考虑患者颅内压极高，能够快速有效地减压才更为重要，尽量缩短脑组织受压时间，所以在清除硬膜下、左侧额叶和颞叶大部分血肿，并触及硬膜张力明显下降后，再植入硬膜下颅内压监测探头测颅内压，有利于快速有效的减压。术中经上述步骤后，脑组织张力明显下降，不需要行额极或颞极部分切除。

术中去除骨瓣后没有马上悬吊硬膜和咬除颅底骨质，而是先快速清除左侧额叶、颞叶血肿和挫伤失活脑组织，并剪开硬膜彻底清除血肿，待颅内压完全降低后，再将骨窗扩大至颅中窝底部，悬吊硬膜。这也是坚持快速有效减压的原则。

本例患者术前快速完善必须的准备并制订好手术方案，术中严格按照阶梯减压技术的原则及操作规范手术，是本例双侧瞳孔散大患者能够顺利抢救成功并很快苏醒的关键。

专家点评（刘劲芳，中南大学湘雅医院神经外科）

1. 本病例为特重型颅脑创伤。患者入院时已出现双侧瞳孔散大，但是 30 分钟后即送入手术室进行了手术治疗，因此通畅的救治绿色通道、及时的手术干预、把握了手术时机是获得成功救治的关键。

2. 采用阶梯减压技术，逐级、阶梯、快速、有效减压，使紧急的开颅手术有序且有效。术中血肿清除彻底，没有出现减压后的脑膨出，术后无迟发颅内血肿及大面积脑梗死，术后恢复良好。阶梯减压技术值得在颅脑创伤的开颅手术中推广与应用。

3. 对于颅内压增高的患者进行阶梯性减压过程中，除了手术操作技术的改进外，麻醉医师的配合也尤为重要，比如血压的管理、适时的过度通气与高渗治疗等。

参考文献

[1] 段继新，王承，钟治军．阶梯减压结合去骨瓣减压术治疗重型创伤性脑损伤的疗效［J］．中华创伤杂志，2019，35（5）：394-399．

[2] 段继新，石磊，钟治军．双侧平衡控制阶梯减压术治疗双侧外伤性颅内多发血肿52例［J］．中国临床神经外科杂志，2019，24（3）：165-166．

[3] 段继新，王承，钟治军．重型创伤性颅脑损伤患者术后外伤性脑梗死的危险因素分析［J］．中华创伤杂志，2019，35（1）：57-61．

[4] 钟治军，段继新．梯度减压技术在急性重型颅脑损伤术的疗效分析［J］．湘南学院学报（医学版），2015，17（4）：27-29．

[5] 杨斯斯，王承，段继新．阶梯减压技术对兔加速性脑损伤模型脑缺血再灌注损伤的研究［J］．湖南师范大学学报（医学版），2022，19（2）：44-45．

[6] 邵珠平，于效良，鲍波，等．大骨瓣开颅减压术联合阶梯减压治疗重型创伤性脑损伤患者的临床研究［J］．中华神经创伤外科电子杂志，2020，6（4）：219-223．

[7] 刘燕鸣，张景利，李铁峰．阶梯减压式去骨瓣减压术对重型颅脑损伤患者术后认知功能的影响［J］．中外医学研究，2020，18（12）：128-130．

[8] 王斌，梅晋．骨瓣阶梯减压控制术对重型颅脑损伤患者预后的影响［J］．中华神经创伤外科电子杂志，2019，5（1）：29-32．

[9] 谢树波，蔡玮，杨立业，等．阶梯减压式去骨瓣减压术对重型颅脑损伤术后转归的影响［J］．中国临床神经外科杂志，2017，22（7）：493-495．

[10] 刘涛，法焕卿．控制性阶梯式颅内减压手术治疗重型颅脑创伤疗效观察［J］．中华神经创伤外科电子杂志，2015，1（3）：20-23．

[11] 张鲲鹏，刘德昭．阶梯式颅内减压技术在急性重度颅脑损伤中的应用疗效［J］．临床医学工程，2012，19（1）：42-43．

[12] NASI D，DOBRAN M，LACOANGELI M，et al．Paradoxical brain herniation after decompressive craniectomy provoked by drainage of subdural hygroma［J］．World Neurosurg，2016，91：e1-e4．

[13] WETTERVIK T S，LENELL S，NYHOLM L，et al．Decompressive craniectomy in traumatic brain injury：usage and clinical outcome in a single centre［J］．Acta Neurochir（Wien），2018，160（2）：229-237．

[14] SUN H，WANG H，ZHANG S，et al．Large retrospective study of artificial dura substitute in patients with traumatic brain injury undergo decompressive craniectomy［J］．Brain Behav，2018，8（5）：e00907．

[15] HUANG Y H，LEE T C，LEE T H，et al．Remote epidural hemorrhage after unilateral decompressive hemieranieetomy in brain-injured patients［J］．J Neurotrauma，2013，30（2）：96-101．

二、双侧控制技术

急性颅脑损伤的发病率高，仅次于四肢创伤，致死率、致残率居各种创伤的首位，双侧急性外伤性颅内多发血肿在临床中处理更为复杂，病死率和致残率高，治疗效果差，特别是双侧都需要开颅手术的患者，术中手术策略的制订，直接影响患者的预后，经常困扰神经外科医师。颅脑损伤患者通常有多处脑挫裂伤及颅内血肿，单侧开颅减压加血肿清除术不一定能完全解决问题，部分患者需要同时行双侧开颅手术治疗。但双侧开颅手术创伤大，术后并发症多，故选择双侧开颅手术既要积极手术，又要严格把握手术指征。患者出现以下情况均应积极选择双侧开颅手术：①幕上双侧颅内血肿均≥30 mL，或者双侧脑挫裂伤严重并合并较大的颅内血肿≥20 mL。②双侧或者单侧颅内血肿<30 mL，或者脑挫裂伤严重并合并较大的颅内血肿<20 mL，中线有偏移但不明显，脑池及脑室明显受压，环池消失，单侧或双侧瞳孔散大，对光反射消失。③弥漫性脑肿胀，单侧或双侧瞳孔散大，对光反射消失。

双侧外伤性颅内多发血肿双侧开颅手术，常规取仰卧位，如果是双侧枕部切口则取俯卧位，术中采用双侧控制技术，结合阶梯减压技术：双侧同时暴露，快速有效逐级减压，术中注重双侧平衡、双侧控制，根据术中双侧情况决定下一步处理策略。手术的要点及优点如下：

1. 皮瓣设计既要充分暴露，又要能保证良好的血供，有利于伤口愈合，早期选择 M 形、双侧冠状切口或者双侧扩大翼点切口，近年来灵活运用 T 型切口能很好地满足需要（详见第三章第三节）。

2. 头部一次消毒，两侧同时开颅，双侧同时暴露，双侧的情况可以同时观察，先采用阶梯减压技术处理占位效应明显侧，待颅内压下降后再处理对侧，如果一侧瞳孔散大，中线结构偏移明显，则优先去除占位明显侧骨瓣，尽早解除脑疝；此外，如果脑疝侧存在硬膜外或者硬膜下血肿，可先在脑疝侧钻颅骨孔一个，放出部分硬膜外血肿，或者挑破硬膜，放出硬膜下血肿，以快速有效地降低颅内压，为进一步开颅手术抢救患者生命争取时间。

3. 术中严格采用阶梯减压技术，防止因颅内压骤降，造成缺血再灌注而加重脑水肿；也可以防止脑组织明显移位，从而减少颅内原有血肿特别是深部血肿的扩大以及迟发颅内血肿的发生概率。

4. 对侧处理结束后再检查双侧术区情况：挫伤失活的脑组织及血肿是否彻底清除、是否还有活动性出血、是否有脑肿胀、是否达到有效减压等。

5. 术中根据双侧的颅内情况及脑组织张力情况并结合术前 CT、患者情况等决定是否去骨瓣，去单侧或者双侧骨瓣；尽量不去双侧大骨瓣，以免术后双侧脑组织均失去颅骨的保护，易受体位、大气压及外力等的影响，引起脑组织的摆动，造成新的损伤和出血。

6. 术中可以做到双侧同时控制、平衡减压，有效地降低术后再出血及再次手术的可能性；术中可以根据双侧的情况，综合分析，决定我们的手术策略。

双侧开颅手术如果不是同时开颅，则先手术侧术毕再翻转头部进行对侧手术，之前的减压窗成为承重面，特别是在对侧手术开始时减压窗承受开颅去骨瓣等诸步骤产生的压力，原有挫裂伤的先手术侧脑组织受压，导致术后原有血肿增大或新的血肿形成，双侧同时开颅最大限度避免了先手术侧的受压，减少了原有血肿增大或新的血肿出现的可能。但双侧开颅手术创伤大，失血较多，术中需严格控制出血，维持血压的平稳，积极补充红细胞、血浆及冷沉淀等，必要时输血小板、凝血因子，严密监测凝血功能，减少创伤性凝血病、外伤性脑梗死及颅内再出血的发生。

综上所述，双侧控制技术结合阶梯减压技术在开颅手术中可以双侧同时控制，平衡减压，达到"平衡、快速、有效"的减压目的，减少了术中脑膨出及颅内再出血等的发生概率，是救治双侧外伤性颅内多发血肿有效的方法。

病例 2

【病史】患者，男，45 岁。因"高处摔倒致伤头部后意识障碍 1 小时"入院。既往体健。

【体格检查】体温 36.5 ℃，脉搏 82 次/min，呼吸 24 次/min，血压 168/80 mmHg（22.4/10.6 kPa）。神志中昏迷，GCS 评分 $E_1 V_1 M_4 = 6$ 分。双瞳等大等圆，直径 2 mm，对光反射迟钝，右外耳道流血，双鼻孔有血性液体流出，颈稍抵抗，四肢肌张力高，肌力检查不合作，双侧巴氏征未引出。

【辅助检查】头部 CT 示右颞顶部硬膜外血肿，左颞部硬膜下血肿，左额颞部脑挫裂伤，蛛网膜下腔出血（图 5 - 14）。

【入院诊断】重型开放型颅脑损伤：①右颞顶部硬膜外血肿；②左颞部硬膜下血肿、左额颞部脑挫裂伤；③蛛网膜下腔出血。

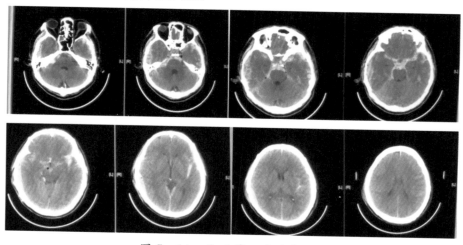

图 5 - 14 伤后第一次头部 CT

在急诊科完善术前准备，入病房途中复查头部 CT 示右颞顶部硬膜外血肿、左颞部硬膜下血肿、左额颞部脑挫裂伤较前明显扩大（图 5-15），有手术指征，立即入手术室行开颅手术。入手术室后患者双侧瞳孔散大，直径约 5 mm，对光反射消失。

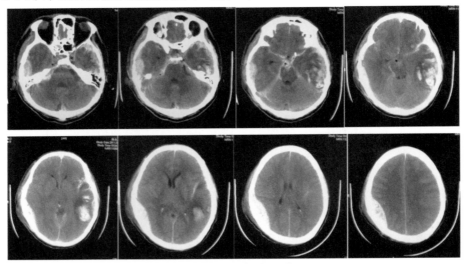

图 5-15　伤后复查头部 CT

★ 手术策略

手术方式：双侧开颅，颅内血肿清除＋左侧去骨瓣减压术。

手术及治疗经过：标记双侧额颞顶部大问号切口，各长约 30 cm（图 5-16），选取右侧切口线上颞顶部切口线转角处，切开全层头皮。根据 CT 所提示的硬膜外血肿最厚的部位钻孔，暗红色不凝血性液体及血凝块喷出，缓慢吸除血性液体及血凝块约 30 mL 后减压。再左侧开颅，去骨瓣，距左侧颞部骨窗缘约 1 cm 处，将硬膜平行于骨窗缘切开约 4 cm，清除左侧颞叶挫伤失活脑组织及血肿约 50 mL，脑组织张力下降，搏动较前好转，无活动性出血，吸收性明胶海绵及棉片压迫。再右侧开颅，清除硬膜外血凝块 30 mL，剪开硬膜探查，见少许硬膜下血凝块，冲洗干净。剪开左侧硬膜，清除硬膜下血凝块 10 mL，检查失活的脑挫裂伤组织及血肿已彻底清除、无活动性出血、无明显脑肿胀、已有效减压等，结合术前双侧瞳孔散大、术前 CT 及术中见左侧颞叶脑挫裂伤明显，决定去左侧骨瓣。

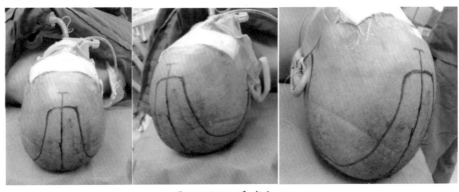

图 5-16　手术切口

术后 6 小时复查头部 CT 示：右侧硬膜外血肿已经清除，左侧颞叶少许出血及周围水肿明显（图 5 - 17）。

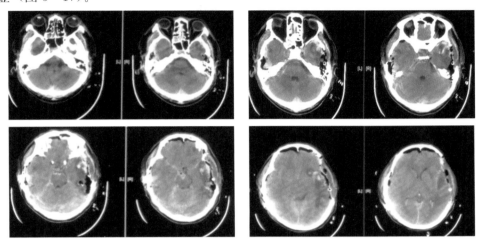

图 5 - 17　术后 6 小时复查头部 CT

★ 病例分析

本例患者因"高处摔倒致伤头部后意识障碍 1 小时"入院，伤后 CT 无开颅手术指征，伤后 2 小时突发脑疝，CT 提示右颞顶部硬膜外血肿、左颞部硬膜下血肿、左额颞部脑挫裂伤较前明显扩大，双侧均有手术指征。手术采用双侧额颞顶部大问号切口，能很好地暴露双侧血肿，但是双侧切口间皮瓣血运欠佳，有部分发黑，积极换药及加强营养等处理后愈合。术中采用阶梯减压技术，右侧为硬膜外血肿，易于快速吸除部分血肿，快速降低颅内压，遂先右侧钻孔吸出右侧部分硬膜外血肿，再左侧开颅处理左侧脑挫裂伤、脑内血肿，颅内压力降低后，最后完全清除右侧硬膜外血肿及左侧硬膜下血肿，根据双侧颅内情况，决定去除左侧骨瓣。

该病例术中很好地将双侧控制技术、阶梯减压技术相结合，双侧同时控制，平衡阶梯减压，降低了术中急性脑膨出、迟发颅内出血等发生，避免了再次手术。

专家点评（王玉海，解放军联勤保障部第九〇四医院神经外科）

颅脑创伤手术与择期手术的不同之处就是部分手术存在不确定性，需要根据术中情况的变化采取相应的治疗措施。而颅内多发血肿，尤其是双侧多发血肿的处理常常十分困难，常引起的严重并发症就是术中急性脑膨出，严重影响了患者的预后。双侧控制减压技术是解决此类问题有效的手术方法，其要点是双侧平衡控制减压，以防止术中可能发生的急性脑膨出。

本例患者术前已有双侧瞳孔散大，说明患者处于重度高颅压状态，术中应该充分减压；患者术前头颅CT示双侧颅内血肿，右颞硬膜外血肿和左侧硬膜下血肿及脑挫伤，且两侧血肿都有增大的趋势，所以应该采取双侧平衡控制减压技术，有助于预防术中急性脑膨出的发生。对于此类患者如术中有颅内压（ICP）监测，则可以实时掌握术中ICP的变化，更有助于及时准确地判断颅内情况的变化。

病例 3

　　【病史】患者，男，41岁。因"摔伤后神志障碍1小时"入院。

　　【体格检查】体温36.7 ℃，脉搏80次/min，呼吸24次/min，血压150/82 mmHg（20.0/11.0 kPa）。神志浅昏迷，GCS评分$E_2V_1M_5=8$分。双侧瞳孔等大等圆，直径约2 mm，对光反射灵敏，四肢肌张力不高，肌力检查不合作，双侧巴氏征未引出。

　　【辅助检查】头部CT示右侧额颞顶急性硬膜下血肿，左侧颞部硬膜外血肿，左颞骨骨折（图5-18）。

　　【入院诊断】重型闭合性颅脑损伤：①右侧额颞顶急性硬膜下血肿；②左颞部硬膜外血肿；③左颞骨骨折。

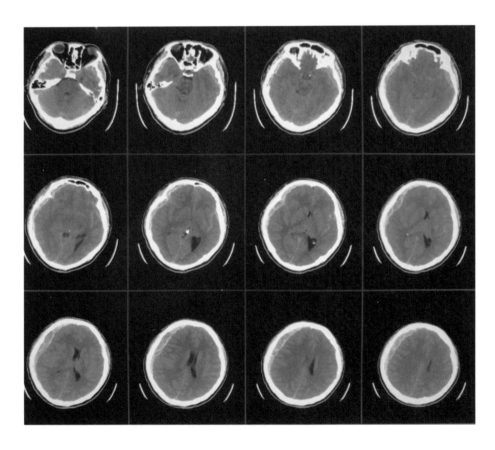

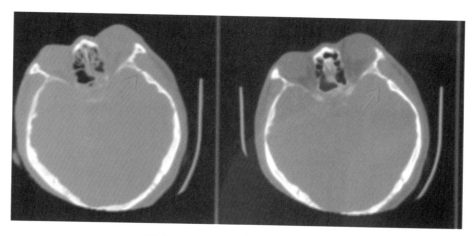

图 5 - 18　伤后第一次头部 CT

　　右侧额颞顶急性硬膜下血肿有手术指征，完善术前准备，入手术室途中复查头部 CT 示右侧额颞顶急性硬膜下血肿基本同前，左颞部硬膜外血肿较前明显扩大（图 5 - 19），有双侧开颅手术指征，麻醉后查右侧瞳孔散大，直径约 5 mm，对光反射消失。

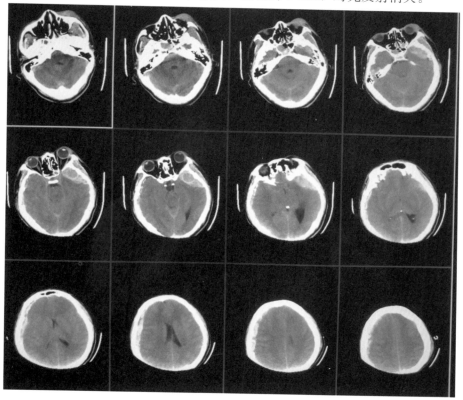

图 5 - 19　伤后复查头部 CT

★ 手术策略

手术方式：双侧开颅，颅内血肿清除＋右侧去骨瓣减压术。

手术经过：标记双侧 T 型切口（图 5 - 20），全头部消毒，选取右侧切口线上颞顶部切口线转角处，切开全层头皮，在靠近硬膜下血肿最厚的部位钻孔，挑开硬膜，见暗红色不凝血性液体及血凝块喷出，吸出血性液体及血凝块约 40 mL 后减压。右侧开颅去骨瓣，距颅中窝底骨窗缘约 1 cm 处，将硬膜平行于骨窗缘切开约 4 cm，清除右颞部硬膜下血肿、右颞叶挫伤失活脑组织及血肿约 50 mL，脑组织张力下降，搏动较前好转，无活动性出血，吸收性明胶海绵及棉片压迫。再左侧开颅去骨瓣，清除硬膜外血凝块 20 mL，剪开硬膜探查，见少许硬膜下血凝块，冲洗干净。剪开右侧硬膜，清除硬膜下血凝块 10 mL，脑组织张力下降。检查挫伤失活脑组织及血肿已彻底清除，无活动性出血，无明显脑肿胀，已有效减压等，结合术前右侧瞳孔散大、术前 CT 显示右侧脑肿胀明显及术中见右侧颞叶脑挫裂伤明显，决定去除右侧骨瓣。

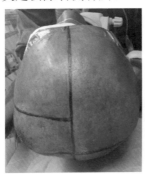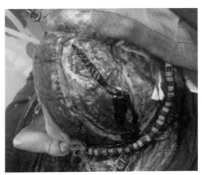

图 5 - 20　手术切口及右侧去骨瓣

★ 术后转归

术后 6 小时：患者双侧瞳孔等大等圆，直径约 2 mm，对光反射迟钝，复查头部 CT 示右侧额颞顶硬膜下血肿及左颞部硬膜外血肿已经清除，环池清楚，中线居中（图 5 - 21）。

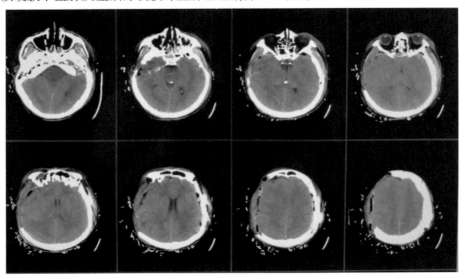

图 5 - 21　术后 6 小时复查头部 CT

术后第 3 天：患者神志模糊，GCS 评分 $E_3V_3M_5$＝11 分。双侧瞳孔等大等圆，直径约 2 mm，对光反射灵敏，复查头部 CT 示颅内无新发出血，环池清楚，中线居中（图 5-22）。

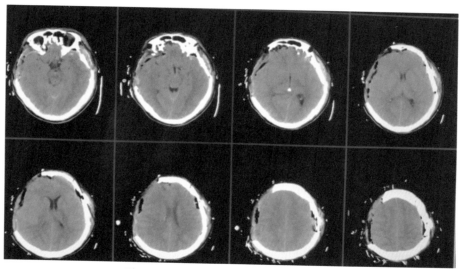

图 5-22　术后第 3 天复查头部 CT

　　术后 1 个月：患者神志清楚，GCS 评分 $E_4V_5M_6$＝15 分。已能下床活动，复查头部 CT 示环池清楚，中线居中（图 5-23）。

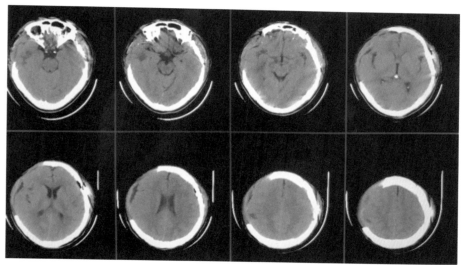

图 5-23　术后 1 个月复查头部 CT

★ 病例分析

　　本例患者因"摔倒后神志障碍 1 小时"就诊，伤后 CT 示右侧额颞顶急性硬膜下血肿有手术指征，入手术室前复查头部 CT 提示左颞部硬膜外血肿较前明显扩大，及时做出双侧开颅的手术决策，避免因术中对侧血肿扩大、术中急性脑膨出而仓促复查 CT 再次行对侧开颅手术。

术中采用双侧T型切口，麻醉后全头部消毒，能很好地同时暴露双侧血肿，而且能保证良好的血供，有利于切口愈合。术中采用阶梯减压及双侧控制技术，先清除部分右侧颞部硬膜下血肿、右颞叶挫伤失活脑组织及血肿后，再清除左颞硬膜外、硬膜下血肿，颅内压下降后再敞开右侧硬膜清除右侧残余血肿，在快速有效减压的同时做到双侧平衡减压，检查双侧失活的脑挫裂伤组织及血肿已彻底清除，无活动性出血，无明显脑肿胀，已有效减压。结合术前右侧瞳孔散大、术前CT所示及术中见右侧颞叶脑挫裂伤明显，决定去除右侧骨瓣。

　　该病例及时复查CT，及时做好双侧开颅的手术决策，术中灵活运用T型切口，并很好地将阶梯减压技术、双侧控制技术相结合，避免了术中急性脑膨出、术中术后迟发性颅内出血等发生，避免了再次手术，预后良好。

专家点评（王玉海，解放军联勤保障部第九〇四医院神经外科）

　　T型切口的优势是可以根据患者病情的需要，灵活变动切口的位置，也同时兼顾了双侧开颅，对于需要双侧减压的患者，优势较为突出。本例患者因有双侧颅内血肿，两侧血肿都需要手术，所以行双侧平衡控制减压术。作者单位采用了T型切口，术中进行平衡控制减压，避免了因迟发血肿引起的术中急性脑膨出。T型切口的不足之处是切口范围较大。

　　关于双侧开颅术中减压的顺序，一般是优先减压血肿不稳定一侧。就本病例而言，个人认为首先处理左侧硬膜外血肿也是可行的，因为硬膜外血肿常常发生在着力部位，当颅内压下降后容易增大而引起术中急性脑膨出，且该患者进入手术室前左侧硬膜外血肿有增大趋势，CT影像也提示血肿为混杂密度（常提示有活动性出血）。

　　关于双侧开颅后的去骨瓣减压，主要是根据患者术中的情况，一般是对脑挫伤严重的一侧进行减压，如果关颅时颅内压仍较高，或有明显的脑肿胀，建议双侧减压。

参考文献

[1] 段继新，王承，钟治军. 阶梯减压结合去骨瓣减压术治疗重型创伤性脑损伤的疗效 [J]. 中华创伤杂志，2019，35（5）：394-399.

[2] 段继新，石磊，钟治军. 双侧平衡控制阶梯减压术治疗双侧外伤性颅内多发血肿52例 [J]. 中国临床神经外科杂志，2019，24（3）：165-166.

[3] 段继新，石磊，钟治军. T型切口在复杂颅脑损伤急诊开颅术中的应用 [J]. 中国临床神经外科杂志，2019，24（9）：535-536.

[4] 钟治军，段继新. 梯度减压技术在急性重型颅脑损伤术的疗效分析 [J]. 湘南学院学报（医学版），2015，17（4）：27-29.

［5］ 杨斯斯，王承，段继新. 阶梯减压技术对兔加速性脑损伤模型脑缺血再灌注损伤的研究［J］. 湖南师范大学学报（医学版），2022，19（2）：44－45.

［6］ 邵军，贾文庆，毛雪军，等. M型切口双侧同时开颅在治疗脑疝中应用［J］. 浙江创伤外科，2013，18（4）：498－499.

［7］ 张士中. 不同手术入路治疗双侧额叶脑挫裂伤伴颅内血肿疗效观察［J］. 中国实用神经疾病杂志，2013，16（7）：81－82.

［8］ 黄国河，吴国鑫，林诗荣，等. 双额颞部开颅减压治疗弥漫性脑肿胀双侧脑疝［J］. 临床军医杂志，2015，43（10）：1016－1018.

［9］ KEMPE L G. Hemispherectomy.［M］. New York：Springer-Verlag，1968：179－189.

［10］ BRIAN T R，PAUL K J，JONATHAN E M. Wartime decompressive craniectomy：technique and lessons learned［J］. Neurosurg Focus，2010，28（5）：E2.

［11］ WINN H R. Youmans neurological surgery［M］. Philadelphia PA：W. B. Saunders，2011：3424－3452.

［12］ 邱乃锡. 双侧开颅治疗外伤性颅内多发血肿的临床体会［J］. 中国实用医药，2016，11（7）：10－12.

［13］ 范晓峰，黄强，戴伟民，等. 双侧去骨瓣减压术中脑组织医源性损伤原因分析［J］. 浙江创伤外科，2014，19（6）：877－879.

［14］ 孙彦龙，闫金伟，刘道兵，等. 双侧开颅手术治疗重型颅脑损伤76例体会［J］. 中国临床神经外科杂志，2014，19（1）：48－49.

三、T型切口的灵活应用

部分复杂性颅脑损伤患者血肿跨度大，双侧或者幕上、幕下都有较大血肿，可能需要双侧或者幕上、幕下联合开颅，或者病情变化，术后出现迟发血肿或者原血肿扩大，需要对侧或者幕下开颅。常见的复杂性颅脑损伤情况有：枕部直接伤；双侧额颞叶对冲伤，包括硬膜下血肿、脑挫裂伤等；一侧额颞部直接伤，对侧对冲伤；单侧血肿类型不同，额颞顶枕跨度大；幕上、幕下均有严重损伤等。

在开颅手术中，我们可能面临以下问题：双侧都需要手术；一侧手术、术中对侧血肿扩大；一侧手术、术后对侧血肿扩大；幕上手术、术后幕下血肿扩大等。手术切口设计困难，常常难以兼顾。

合理的皮肤切口设计是成功实施神经外科手术的先决条件。颅脑损伤常用手术切口有扩大翼点切口、大问号形切口、马蹄形切口、冠状切口等。复杂性创伤性颅内血肿可能进展、变化，术中、术后可能远隔部位血肿扩大或出现新的血肿，需要对侧或者幕下开颅，在开颅手术中切口设计困难，早期手术往往难以一次处理不同部位病变，从而延迟治疗，造成脑继发性损伤加重，影响预后。所以，设计手术方案时不能只看到当时的病情，必须考虑到患者可能出现的变化，周密考虑，提前设计，制订适当的治疗方案，选择最优的手术策略。

Kempe 切口或 T 型切口具体方法：沿头部正中线，前起自发际内 1 cm，后到达枕外粗隆上；随后，自靠近颧弓根处耳屏前方 1~2 cm 起，向上延伸直到中线切口，大约止于冠状缝后 1 cm 处（图 5-24）。

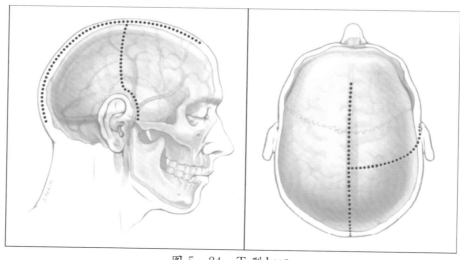

图 5-24　T 型切口

T 型切口可以充分暴露术区，且能保证皮瓣血运良好，但手术暴露范围大，不同的血肿需要暴露的区域也不完全相同，我们充分结合复杂性创伤性颅内血肿的特点，提出了 T 型切口的灵活运用。T 型切口灵活运用的方案是：中线切口位置不变，根据头部 CT 所示颅内血肿的大小及部位，适当调整中线切口的前后长度和侧方颞顶部切口的长短及前后位置，既能充分满足手术中的需要，又能尽量缩短切口的长度，减少创伤。

T 型切口的灵活运用，最大的优点就是：T 型切口给术者留下无限的想象、变化空间，既可以取其中一部分，也可以任意扩展，可以向对侧、枕部、幕下延长，向前可达额底，向后可至颅后窝，双侧可至颞底，皮瓣血运都能很好保留，术中都能充分显露（图 5-25、图 5-26）。

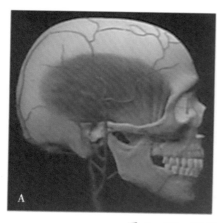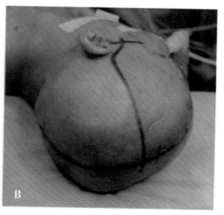

图 5-25　T 型切口及皮瓣血运

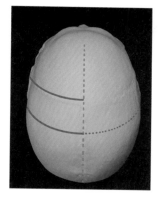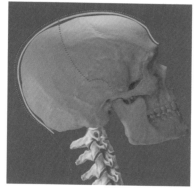

图 5-26　T 型切口灵活运用

　　首先，双侧创伤性颅内多发血肿，如果需要双侧开颅手术，传统解决方案是：取双侧的扩大翼点切口，双侧分别单独开颅，先开一侧再开另一侧，易出现术中脑膨出、双侧去骨瓣、中间皮瓣血运差、坏死，特别是双侧大骨瓣开颅尤为明显。也有作者采用 M 形切口、冠状切口或者双侧扩大翼点切口。而我们现在采取的方案是：双侧 T 型切口，可以根据血肿部位及大小，调整颞顶部的切口线的前后位置及长度、中线切口线的前后长度，同时开颅，可以做到双侧标准大骨瓣，术中双侧平衡控制，明显减少或者避免恶性脑膨出，避免术中中线结构摆动移位，保留骨瓣的概率大增，并为再次手术留有足够空间。

　　其次，一侧颅内血肿前后跨度大或者一侧需要行去大骨瓣减压开颅手术，采用扩大翼点切口或者 M 形切口，虽然可以处理，但是如果对侧血肿扩大、水肿加重需要对侧开颅，或者幕下、枕部血肿扩大需要再次手术，手术切口设计将比较困难。而灵活运用 T 型切口，困难则迎刃而解。

　　灵活应用 T 型切口在处理复杂性颅脑损伤中有一定优势，特别是需要双侧开颅手术和可能出现进展、变化的病例，彻底解决了复杂性创伤性颅内血肿开颅手术中的切口设计难题，是开颅手术治疗急性颅脑损伤值得推广的有效方法之一。

病例 4

　　【病史】患者，男，64 岁。因"骑车摔伤致神志不清 2 小时"入院。

　　【体格检查】体温 36.7 ℃，脉搏 101 次/min，呼吸 18 次/min，血压 163/67 mmHg（21.73/8.9 kPa）。神志深昏迷，GCS 评分 $E_1 V_1 M_1 = 3$ 分。双侧瞳孔散大，直径约 6mm，对光反射均消失，四肢肌力检查不配合，肌张力低，双侧巴氏征阳性。

　　【辅助检查】头部 CT 示左侧颞叶脑挫裂伤并血肿，右侧额、颞、顶、枕部及左侧颞、枕、顶部硬膜下血肿，蛛网膜下腔出血，左颞骨骨折，蝶骨骨折（图 5-27）。

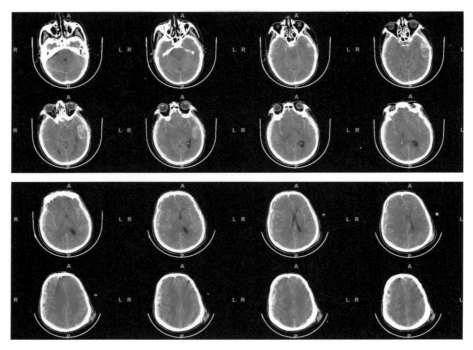

图 5 - 27 伤后头部 CT

【入院诊断】急性特重型颅脑损伤：①右侧额颞顶枕部硬膜下血肿；②左侧颞叶脑挫裂伤；③左侧颞枕顶部硬膜下血肿；④创伤性蛛网膜下腔出血；⑤脑疝；⑥左颞骨骨折；⑦蝶骨骨折。

★ 手术策略

拟施手术：右侧开颅，血肿清除＋去骨瓣减压术。

已施手术：双侧开颅，多发血肿清除＋右侧去骨瓣减压术。

手术经过：患者取仰卧位，标记双侧额颞顶部 T 型切口（图 5 - 28），全头消毒，做右侧额颞顶部 T 型切口长约 30 cm，先切开 T 型切口转折处头皮约 10 cm，于右顶部钻 1 孔，释放不凝血性液体约 30 mL 快速降低颅内压，再切开其余切口头皮，去除骨瓣约 12 cm×15 cm，先距右侧颞部骨窗缘约 1 cm，平行于骨窗缘切开硬膜约 4 cm，见硬膜下血肿及右侧颞叶脑挫裂伤，清除挫伤失活脑组织及血肿约 30 mL，脑组织张力下降，再放射状剪开硬膜，清除硬膜下血肿约 50 mL。

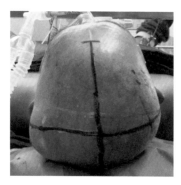
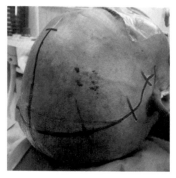

图 5 - 28 双侧 T 型切口

脑组织逐渐膨出（图 5 - 29），术中彩超示左侧颞部脑挫裂伤出血明显增加（图 5 - 30）。简单间断缝合右侧切口，直接切开左侧额颞顶部预设 T 型切口，形成一约 12 cm ×14 cm 大小骨瓣，先距左侧颞部骨窗缘约 1 cm，平行于骨窗缘切开硬膜约 4 cm，清除左颞叶挫伤失活脑组织及血肿约 50 mL，脑组织张力下降，再放射状剪开硬膜，清除硬膜下血肿约 20 mL（图 5 - 31）。同时检查双侧术区无迟发出血，脑组织张力不高，去除右侧骨瓣，回纳左侧骨瓣并丝线固定，关颅。术后双侧瞳孔直径 3 mm，对光反射消失。

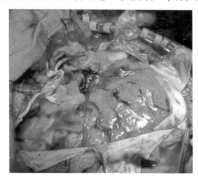
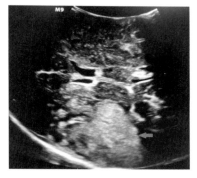

图 5 - 29 脑组织膨出　　　图 5 - 30 术中彩超

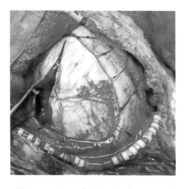

图 5 - 31 左侧硬膜下血肿

★ 术后转归

术后当日：患者神志浅昏迷，GCS 评分 $E_1V_1M_5 = 7$ 分。双侧瞳孔等大等圆，直径约

2 mm，对光反射迟钝，复查头部 CT 示双侧颞叶少量出血（图 5 - 32）。

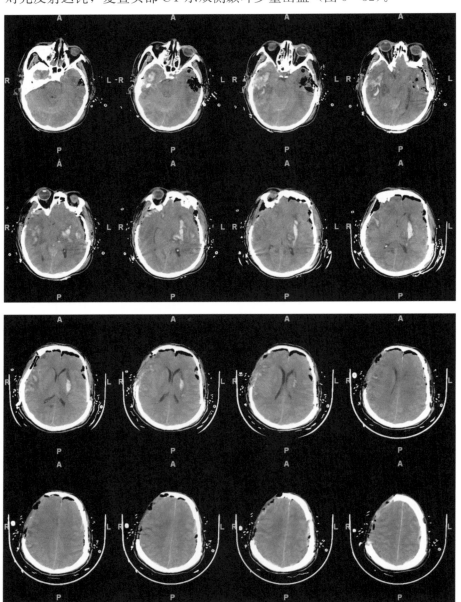

图 5 - 32　术后当日复查 CT

★ 病例分析

患者为复杂性创伤性颅内血肿多发并进展型，右侧额、颞、顶枕部硬膜下血肿厚度达 15 mm，中线结构向左偏移约 8 mm，脑室、脑池明显受压，且神志深昏迷，双侧瞳孔散大，脑疝，手术指征明确，拟立即行右侧开颅血肿清除并去骨瓣减压术。患者对侧颞部硬膜外、硬膜下及颅内血肿，术中术后血肿可能增加，甚至需开颅手术清除。预设双侧 T 型切口，切开右侧 T 型切口，既可以做到右侧术区标准大骨瓣开颅，又可为对侧可能的迟发血肿再次手术选择切口留有足够余地，可随时行双侧开颅手术。

术中先采用右侧额颞顶部 T 型切口，阶梯减压技术，根据术区 CT 显示右颞部占位更明显，先遂先切开右侧颞部硬膜，清除右侧颞部硬膜下血肿、右颞叶挫伤失活脑组织及血肿，待脑组织张力下降后再敞开硬膜彻底清除残留血肿。术中脑组织膨出，考虑为对侧出血增加，立即行术中彩超显示左侧颞部脑挫裂伤出血明显增加，随后直接切开左侧预设切口清除血肿减压。

患者术前脑疝形成，右侧脑挫裂伤尤其明显，去除右侧骨瓣，回纳左侧骨瓣，既可以充分减压，又可以避免双侧去骨瓣后脑组织随体位变化而左右摆动。

术前充分评估病情，周详考虑患者可能出现的变化，提前设计，制订最优的手术策略，设计合理的皮肤切口，灵活运用 T 型切口，术中采用阶梯减压技术，是本例患者手术成功的重点。

病例 5

【病史】患者，女，11 岁。因"头部外伤后意识障碍 3 小时"入院。

【体格检查】体温 36.5 ℃，脉搏 98 次/min，呼吸 20 次/min，血压 136/85 mmHg（18.13/11.33 kPa）。神志浅昏迷，GCS 评分 $E_2V_2M_4=8$ 分。双侧瞳孔等大等圆，直径约 3 mm，对光反射灵敏，左侧枕顶部可扪及明显头皮肿胀，双下肺可闻及少许湿啰音，四肢肌力检查不合作，肌张力不高，双侧巴氏征未引出。

【辅助检查】头部 CT 示左侧顶枕部硬膜下血肿，蛛网膜下腔出血，左侧枕骨、双侧顶骨骨折（图 5-33、图 5-34）。

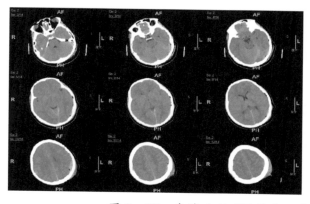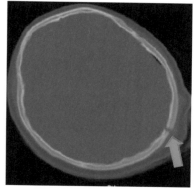

图 5-33　急诊头部 CT 检查（箭头处为骨折线）

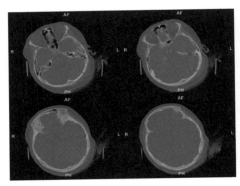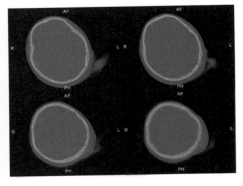

图 5-34　急诊头部 CT 骨窗

【入院诊断】急性重型开放性颅脑损伤：①左侧顶枕部硬膜下血肿；②右侧颞顶硬膜外、下血肿；③右侧颞顶叶脑挫裂伤；④创伤性蛛网膜下腔出血；⑤左枕骨、双侧顶骨骨折；⑥颅内积气；⑦左侧枕顶部头皮血肿。

患者颅内出血暂无手术指征，完善术前准备，入重症监护室观察治疗，神志逐渐好转，GCS 评分 $E_3V_3M_5=11$ 分。

首次 CT 后 1 小时复查（图 5-35）：右侧顶部迟发硬膜外血肿。

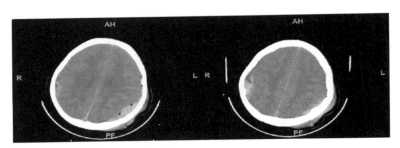

图 5-35　首次 CT 后 1 小时复查

入院第 1 天复查（图 5-36）：双侧硬膜外血肿稍增加。

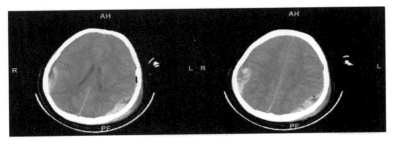

图 5-36　入院第 1 天复查 CT

入院第 2 天患者意识状态变差，GCS 评分 $E_2V_2M_4=8$ 分，较前下降 3 分。复查头部 CT 示左侧顶枕部硬膜下血肿增多，右侧颞顶硬膜外、下血肿增多，右侧颞顶叶脑挫裂伤。右顶枕部硬膜外血肿约 30 mL，脑组织肿胀明显，脑干受压，环池欠清（图 5-37），急诊行开颅血肿清除术。

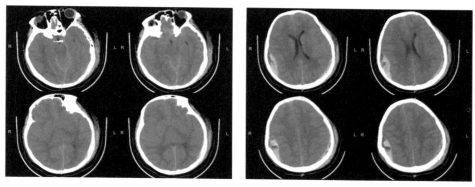

图 5-37　入院第 2 天复查

★ 手术策略

拟施手术：双侧顶枕部开颅，血肿清除术。

已施手术：双侧顶枕部开颅，血肿清除+凹陷性骨折整复术。

手术经过：取双侧 T 型切口（图 5-38），先切开右侧顶枕部切口，见右枕顶骨凹陷性骨折，去骨瓣（图 5-39），清除硬膜外血凝块约 30 mL，清除硬膜下血凝块约 20 mL。T 型切口向左侧延长，见左枕顶骨凹陷性骨折，骨折线从枕顶向幕下延伸（图 5-40），去骨瓣，清除硬膜外血凝块约 20 mL，清除硬膜下血凝块约 5 mL，检查双侧术区，张力不高，脑搏动良好，严密扩大修补硬膜，双侧凹陷性骨折整复后回纳并丝线固定，关颅。

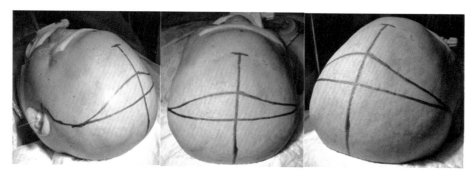

图 5-38　双侧 T 型切口

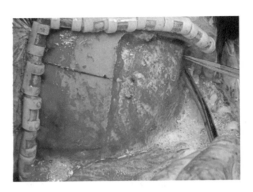

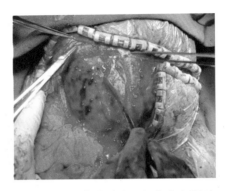

图 5 - 39　清除右侧硬膜外血肿　　　　图 5 - 40　清除左侧硬膜外血凝块

★ 术后转归

术后第 2 天：患者神志嗜睡，有遵嘱动作，GCS 评分 $E_3V_4M_6=13$ 分。双侧瞳孔等大等圆，直径约 3 mm，对光反射灵敏。复查头部 CT 示双侧枕顶部硬膜外、下血肿基本清除，双侧脑室基本对称，环池清晰，中线居中（图 5 - 41、图 5 - 42）。

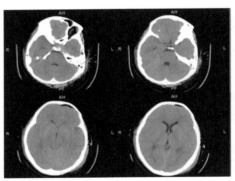

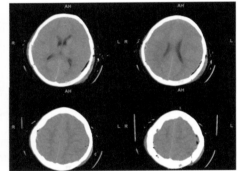

图 5 - 41　术后第 2 天复查 CT

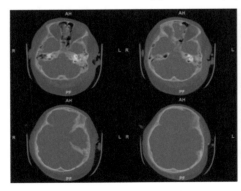

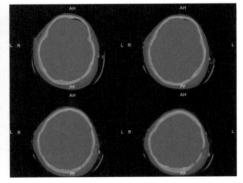

图 5 - 42　术后 CT 骨窗

术后第 7 天：患者神志清楚，能准确回答问题，GCS 评分 $E_4V_5M_6=15$ 分。双侧瞳孔等大等圆，直径约 2 mm，对光反射灵敏，四肢活动自如。头皮切口愈合良好（图 5 - 43）。

头部CT复查示颅内无新发出血，双侧脑室基本对称，环池清晰，中线居中（图5-44）。

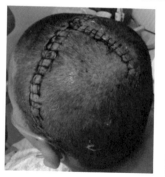
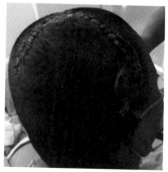

图5-43　头皮切口

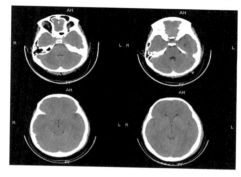
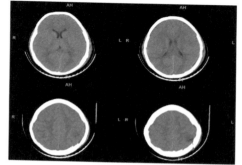

图5-44　术后第7天复查CT

★ 病例分析

患者为复杂性创伤性颅内血肿多发并进展型，入院时CT显示左侧枕骨骨折明显，左侧枕顶部少量出血，暂无手术指征，但患者神志障碍好转后加重，GCS评分下降3分，再次复查头部CT，左侧枕顶部血肿增加，右侧颞顶枕部新发血肿，手术指征明确。术前阅片考虑双侧枕部血肿都为20～30 mL，而环池和鞍上池显示均较前欠清晰，担心行双侧枕部血肿清除后不能有效减压，而去除枕部骨瓣脑组织会因重力作用下垂，导致脑组织移位，同时也不能达到去骨瓣减压的目的，所以设计双侧T型切口，先切开双侧顶枕部切口，如果清除血肿后颅内压仍高，则回纳双侧顶枕部骨瓣，将切口向前延长，打开左侧额颞顶大骨瓣，清除可能存在的血肿并去骨瓣减压，如压力仍高，同样方法处理右侧。术中双侧顶枕部血肿共约75 mL，比术前CT显示增多，清除血肿后张力不高，观察30分钟张力仍不高，脑搏动良好，遂回纳骨瓣。术后复查CT示血肿已清除，环池、鞍上池后侧裂显示均较前清晰。

本例充分体现了T型切口的灵活运用，术中取T型切口的双侧后半部分，并做好向前延长切口去标准大骨瓣减压的准备，清除双侧顶枕部血肿后已有效减压，故没有使用，但是给神经外科医师提供了一些新思路。

专家点评（高国一，上海交通大学医学院附属第一人民医院神经外科）

去骨瓣减压术是降低创伤性脑损伤、脑卒中和其他疾病导致的颅内压增高以及清除弥散性血肿的有效方法，可挽救生命。大多数去骨瓣减压术（DC）开颅采用标准的额颞顶皮瓣。Ludwig-Kempe 切口皮瓣，或称 T 形皮瓣，具有独特的临床应用价值。美国西雅图华盛顿大学神经外科的回顾性比较在去骨瓣减压和开颅手术中采用 Ludwig-Kempe 切口的效果，回顾分析 136 例患者资料，研究结果提示两种不同切口的减压量存在差异，Ludwig-Kempe 组减压更加充分。两种切口类型的伤口感染率和手术时间类似。两组均无切口裂开和伤口感染发生。两种切口类型的颅骨成形术结果类似。提示 Ludwig-Kempe 切口可应用于颅脑手术，包括 TBI、脑卒中患者的开颅手术。其安全合理，可替代反问号切口，获得的颅骨减压效果更好，而感染率没有增加。术后同样可以行颅骨修补术，其结果与传统切口相似。国内同样有学者探讨 T 型切口在复杂颅脑损伤急诊开颅手术中的应用效果。结果提示在复杂颅脑损伤急诊手术中，特别是需要双侧开颅手术时，以及可能出现进展、变化的病例，T 型切口具有一定的优势，有助于解决复杂颅脑损伤急诊开颅手术中的切口设计难题。亦有研究证明改良 T 型切口去骨瓣减压术治疗重型颅脑损伤，可有效保护头皮血供及颞肌的血管和神经，能有效避免颞肌血肿或极度肿胀并有效预防切口并发症，改良 T 型切口大骨瓣减压术可为颅骨成形术创造良好条件。

Ludwig G. Kempe 是一位美国神经外科医师，是《手术神经外科学》一书的作者。此书是第一部现代神经外科图谱，几代人受益于图谱传递的技术和理念。T 型切口是 Ludwig G. Kempe 的学术贡献之一。段继新主任团队积极探索，锐意创新，在复杂性颅脑损伤患者开颅术中使用 T 型切口，积累了丰富的经验。法无定法，一切事物都依赖于一定的条件而存在，T 型切口的临床优势体现在：①创伤救治条件不足的工作场景，如战场救治等，在缺少影像检查支持的条件下，更多依赖大面积的探查性切口。②创伤救治更多依赖手术减压的工作场景，即术后综合性重症管理手段有待加强，则更大范围的减压承担了治疗效益的大部分份额。当代神经外科工作条件不断进步，颅脑创伤救治的理念不断更新，管理手段也日趋多元，期望我国神经外科团队能够呈现 T 型切口手术的适宜患者人群、规范操作流程、治疗效益评价，为世界神经外科颅脑创伤工作的进步做出贡献。

参考文献

［1］ KEMPE L G. Hemispherectomy ［M］. New York：Springer-Verlag，1968.

［2］ 段继新，石磊，钟治军，等. T 型切口在复杂颅脑损伤急诊开颅术中的应用 ［J］. 中国临床神经外科杂志，2019，24（9）：535－536.

［3］ 段继新，王承，钟治军，等. 阶梯减压结合去骨瓣减压术治疗重型创伤性脑损伤的疗效 ［J］. 中华创伤杂志，2019，35（5）：394－399.

［4］ 张会利，徐君，孙丹桂. 创伤性多发颅内血肿的诊治 ［J］. 中华神经外科疾病研究杂志，2011，10（4）：369－371.

［5］ JIANG J Y. Head trauma in China ［J］. Injury，2013，44（11）：1453－1457.

［6］ 王洪生，程月飞，陈斌，等. 外伤性进展性颅内血肿的诊断和治疗 ［J］. 中华神经创伤外科电子杂志，2016，2（6）：334－337.

［7］ 段继新，石磊，钟治军，等. 双侧平衡控制阶梯减压术治疗双侧外伤性颅内多发血肿 52 例 ［J］. 中国临床神经外科杂志，2019，24（3）：165－166.

［8］ GALGANO M，TOSHKEZI G，QIU X，et al. Traumatic brain Injury：current treatment strategies and future endeavors ［J］. Cell Transplant，2017，26（7）：1118－1130.

［9］ 王承，段继新，钟治军，等. 重型创伤性脑损伤患者术后外伤性脑梗死的危险因素分析 ［J］. 中华创伤杂志，2019，35（1）：57－61.

［10］ ABECASSIS I J，YOUNG C C，CALDWELL D J，et al. The Kempe incision for decompressive craniectomy，craniotomy，and cranioplasty in traumatic brain injury and stroke ［J］. Neurosurgery，2021，5（21）：1－10.

四、术中超声的应用

近年来随着新的超声技术的不断涌现，仪器的不断更新和图像处理系统的不断发展，使得超声成像质量和分辨率也在不断提高，其中术中超声因其实时、小巧、便捷的优势，在神经外科领域得到了广泛的应用。术中超声可清楚显示颅内结构、精确定位病灶位置、引导手术入路，将手术损伤降至最低，多用于小病灶的术中定位、术中确定肿瘤的边界和与周围组织的关系、实时引导切除、判定病灶切除的程度等。

目前国内外已使用术中超声用于实时指导手术的进程，且在神经外科手术中取得了良好的效果，其具有：①检查方便、简单，定位准，价格低，操作风险相较 CT 低；②图像直观，可以显示脑实质及颅内病变的形态、脑室系统结构及中线偏移情况，且能反复检查；③无辐射、对机体损害小等优点。我们在颅脑损伤手术中所使用的彩超仪，采用低频或高频超声探头可以得到清晰的超声图像，能够动态定位外伤灶、血肿的部位、大小或范围，精确寻找血肿及失活脑组织，靠近术区的硬膜外、下血肿或脑内血肿，位置表浅，可以使用高频探头，而脑内深部血肿、远隔部位或者对侧血肿，位置深，则需要使用低频探头。术中超声可以快速评估颅内情况并做出下一步手术计划，及时彻底清除坏死脑组织及残余血肿，缩短手术时间，提高手术效果，同时降低再手术率。

血肿及脑挫裂伤具有不同的超声图像特征，主要表现如下。①脑挫裂伤：损伤脑组织多表现为不均匀强回声区，边界欠清晰，形态不规则，内可见单发或多发小片状低回声区，即正常脑组织（正常脑组织为低回声，而脑挫裂伤多为不均匀强回声区，边界欠清晰，形态不规则，有时强回声区域内可见单发或多发小片状低回声区，即挫裂伤内残存正常脑组织）（图 5-45A）。②硬膜外血肿：表现为靠近颅骨内板边缘的梭形强回声或者不均质混杂回声，边界清晰，形态多固定（图 5-45B）。③硬膜下血肿：表现为靠近硬膜下边缘清晰的弧形强回声或不均质回声区，其回声强度与出血量的多少、局部出血被脑脊液稀释程度密切相关（图 5-46）。④脑内血肿：多为回声较均匀的强回声区，边界多清晰，形态规则或不规则（图 5-47）。在颅脑损伤术中，超声可以在骨窗内进行多角度和多切面扫描，明确中线结构移位情况、脑内迟发型血肿、远隔部位或者对侧血肿、弥漫性脑肿胀等。

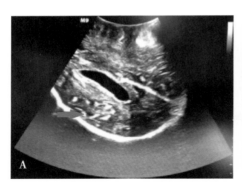
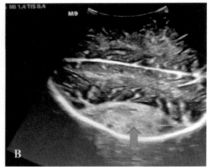

图 5-45　脑挫裂伤及硬膜外血肿

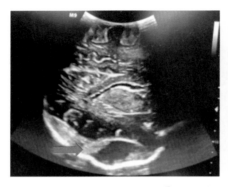
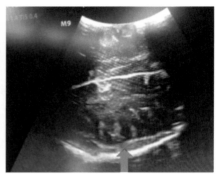

图 5-46　硬膜下血肿

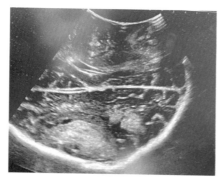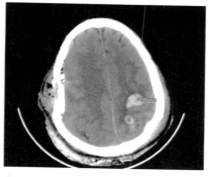

图 5-47　颅内血肿（超声提示血肿较前增加）

　　在颅脑损伤术中，当出现脑组织张力高，甚至急性脑膨出时，可立即行术中超声检查，在探头表面涂抹耦合剂后，用无菌薄膜包裹超声探头，用 0.9% 氯化钠注射液浸润的棉片覆盖于脑组织、硬膜或者头皮表面，在骨窗内进行扫描，可行水平扫查、矢状及冠状扫查来明确颅内中线结构移位情况、脑内迟发血肿、远隔部位或者对侧血肿、弥漫性脑肿胀等（图 5-48）。如发现同侧脑内血肿，启动彩色多普勒血流显像（CDFI）功能精准显示血管位置，在超声引导下，避开主要血管，直接使用脑穿刺针穿刺血肿腔，进行部分血肿引流，减压后沿穿刺针方向皮层造瘘，清除血肿及受伤脑组织；如超声发现对侧颅内血肿时，可测量血肿厚度及中线偏移情况，如有手术指征，可立即制订下一步手术计划，行对侧开颅清除血肿、去骨瓣减压术，若无手术指征，可在术区减压、止血后再次行超声检查，明确对侧血肿情况；若超声检查发现同侧无颅内血肿而有广泛性脑挫裂伤、脑肿胀时，可了解脑挫裂伤范围，并继续将挫伤的脑组织及非功能区的脑组织切除以达到充分减压；若发现对侧硬膜外血肿，可根据血肿厚度、血肿最大平面直径来粗略计算血肿体积量，评估是否有手术指征。

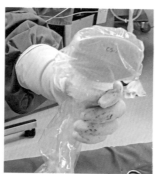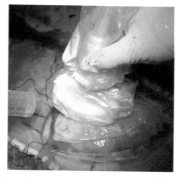

图 5-48　无菌薄膜包裹超声探头及术中使用超声

　　由于手术过程中应用超声只可以在骨窗范围内进行检查，骨瓣大小和位置可直接影响超声扫查的程度和范围，且一般显示的不一定是标准切面，所以要求主刀医师必须熟练掌握中枢神经系统解剖，才能在手术中做出正确判断。同时，术中超声相比于 CT 和 MRI，组织间对比分辨率相对较低，且在颅内进行定性和定位时受到骨窗大小的限制，因此对操作者的技术水平有一定的要求，但是随着小凸阵探头、小穿刺高频探头等探头技术革新，无论在分辨率和操作性方面均有很大改善。术中超声具有便捷、实时、安全、可反复操作等优点，在临床中值得推荐和推广。

病例 6

【病史】患者，女，49 岁。因"车祸致伤头部后神志不清 3 小时"入院。患者 3 小时前骑电动车与摩托车相撞受伤，伤后当即昏迷，伴左侧外耳道流血，呕吐 1 次。既往有高血压病史。

【体格检查】体温 37 ℃，脉搏 71 次/min，呼吸 20 次/min，血压 117/86 mmHg（15.6/11.5 kPa）。神志浅昏迷，GCS 评分 $E_2V_1M_5=8$ 分。双侧瞳孔直径 3 mm，光反射迟钝，左侧外耳道可见血性液体渗出，颈稍抵抗，四肢肌张力不高，肌力检查不能配合，双侧巴氏征未引出。

【辅助检查】急诊 CT 示右颞叶挫裂伤，右额颞顶硬膜下血肿，左顶部硬膜外血肿，蛛网膜下腔出血，左颞顶骨折，左中耳乳突及鼓室积血（图 5-49、图 5-50）。

在急诊科完善术前准备，1 小时后复查 CT 提示右额颞顶硬膜下血肿较前稍进展，左顶部硬膜外血肿较前进展（图 5-51），建议积极行开颅血肿清除术或颅内压监测，家属签字拒绝手术及颅内压监测。

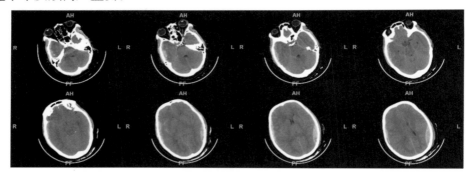

图 5-49　伤后 2 小时头部 CT

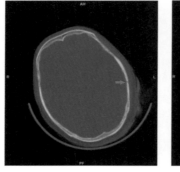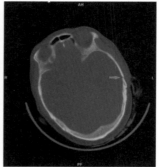

图 5-50　CT 骨窗片示左颞顶骨骨折

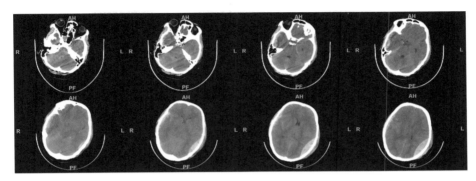

图 5-51　1 小时后急诊复查 CT 提示出血较前进展

【入院诊断】1. 重型开放性颅脑损伤：①右颞叶脑挫裂伤；②颅底骨折；③右额顶部硬膜下血肿；④左顶部创伤性硬膜外血肿；⑤创伤性蛛网膜下腔出血；⑥左颞顶颅骨骨折、左中耳乳突及鼓室积血；⑦左侧颞顶部头皮血肿。

2. 高血压 3 级。

患者伤后 11 小时复查 CT 提示出血无明显增加（图 5-52），硬膜外血肿量约 20 mL，再次建议行颅内压监测，家属仍拒绝。患者凌晨 5 点（伤后 16 小时）突然出现神志较前变差，为中昏迷，GCS 评分 $E_1V_1M_3=5$ 分，双侧瞳孔不等大，右侧直径约 4 mm，对光反射消失，左侧直径约 2 mm，对光反射消失，考虑脑疝形成，手术指征明确，立即急诊行开颅血肿清除术。

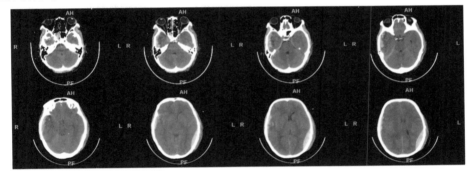

图 5-52　伤后 11 小时复查 CT 示出血无明显增加

★ 手术策略

患者术前 CT 提示左顶叶硬膜外血肿、右侧额颞顶部硬膜下血肿、右颞叶脑挫裂伤、右颞骨骨折，右侧瞳孔散大，考虑右侧血肿增加，脑疝形成。但考虑患者左侧硬膜外血肿、颞骨骨折，术中左侧血肿可能扩大，可能需要行双侧开颅手术治疗。

手术方式：全身麻醉下行双侧开颅，血肿清除术＋右侧去骨瓣减压术。

手术经过：取双侧 T 型切口，全头消毒，先取右侧 T 型切口（图 5-53），切开颞顶部转角处头皮 15 cm，显露右侧颞顶骨，快速钻孔一个，挑开硬膜，释放硬膜下血肿约 20 mL 减压，再切开剩余头皮开颅，去右侧额颞顶部约 12 cm×14 cm 骨瓣，见硬膜完整、色蓝、张力高、脑搏动微弱，先后在右颞底距颅底骨窗缘 1 cm，弧形剪开硬膜 3～4 cm，清除右颞叶挫伤失活脑组织及脑内血肿 30 mL，硬膜张力下降，剪开硬膜，清除硬膜下血肿约 40 mL，检查见右侧颞顶叶脑挫裂伤明显，清除挫伤失活脑组织及血肿约 10 mL。

术中行超声示左侧颞顶枕硬膜外血肿增加（图 5-54、5-55），取左侧 T 型切口后半部分，钻孔释放硬膜外血肿约 20 mL 减压，再切开剩余头皮开颅，见左侧颞顶枕骨骨折，骨折线渗血，移除左颞顶枕部约 10 cm×12 cm 骨瓣，清除左侧硬膜外血肿约 30 mL，悬吊双侧硬膜。

再同时检查双侧术区无活动性出血，脑组织张力不高，脑搏动良好，人工硬膜扩大修补硬膜，因右侧瞳孔散大且右侧颞顶叶脑挫裂伤明显，因此去右侧骨瓣，回纳左侧骨瓣（因骨折有部分缺损），丝线固定，逐层关颅。

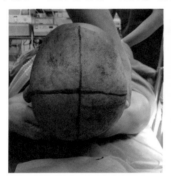 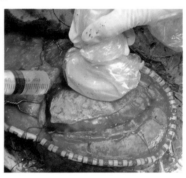

图 5-53　手术切口　　　图 5-54　术中超声检查

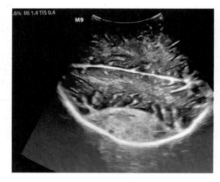 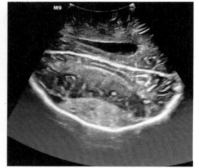

图 5-55　术中超声显示硬膜外血肿

★ 术后转归

术后第 1 天：患者神志浅昏迷，GCS 评分 $E_1V_1M_5=7$ 分。双侧瞳孔等大等圆，直径约 2 mm，对光反射迟钝，颈软，四肢肌张力不高，肌力检查不能配合，双侧巴氏征未引出。复查 CT 提示双侧血肿已清除，中线居中，术区少量积气，无新发出血（图 5-56）。

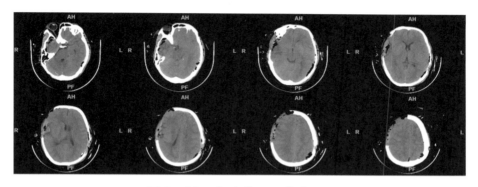

图 5-56　术后第 1 天复查 CT

术后第 5 天：神志模糊，GCS 评分 $E_4V_2M_5 = 11$ 分。双侧瞳孔等大等圆，直径约 2 mm，对光反射迟钝，颈软，四肢肌张力不高，肌力检查不能配合，双巴氏征未引出。复查 CT 提示右颞叶脑水肿，环池清晰，中线居中，术区积气减少，无新发出血（图 5-57）。

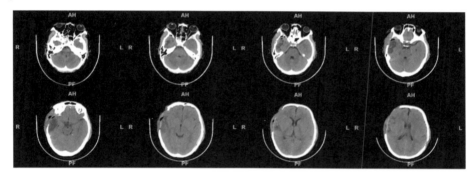

图 5-57　术后第 5 天复查 CT

术后第 13 天：患者神志清楚，GCS 评分 $E_4V_5M_6 = 15$ 分。双瞳孔等大等圆，直径约 3mm，对光反射灵敏，四肢肌张力正常，肌力约Ⅳ级，复查 CT 示右颞叶脑水肿较前减轻，术区积气减少（图 5-58）。

患者术后第 17 天出院，术后 3 个月回访生活基本能自理。

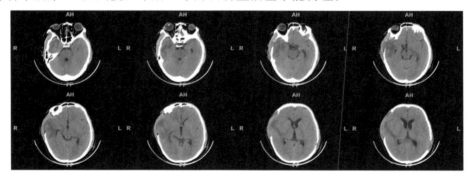

图 5-58　术后第 13 天复查 CT

★ 病例分析

本例患者因车祸致颅脑创伤入院，入院时神志浅昏迷，CT 提示右颞叶挫裂伤、右额颞顶硬膜下血肿、左顶部硬膜外血肿、左颞顶骨骨折，1 小时后复查 CT 出血量增加，建议行开颅血肿清除术或颅内压监测，但家属签字暂不同意行开颅手术及颅内压监测。患者凌晨出现病情变化，意识障碍加深，右侧瞳孔散大，考虑右侧硬膜下、脑挫裂伤并脑内血肿增加可能性大，脑疝形成，手术指征明确，未再复查 CT，立即行开颅血肿清除术，节约了救治时间。但患者左颞顶骨骨折，左侧硬膜外血肿量约 20 mL，术中左侧血肿可能扩大，术前告知家属可能需双侧开颅手术。

手术采用双侧 T 型切口设计，备术中超声，先行右侧开颅，术中采用阶梯减压技术，快速有效减压后，患者脑组织张力较前下降，脑搏动较前恢复，但术中张力仍偏高，考虑对侧血肿可能增加，术中应用超声探查发现左侧硬膜外血肿厚度超过 2 cm，粗测出血量约 40 mL，手术指征明确，立即按照术前预设切口设计，直接行左侧开颅手术。

本病例术前仔细阅片，充分分析病情，考虑到术中对侧血肿可能增加，需要行对侧开颅手术，所以术前做好充分准备。从术前谈话、切口设计、全头消毒，到术中快速明确对侧血肿变化情况，最后直接行对侧开颅手术，术中超声起到了非常关键的作用，既弥补了没有术中 CT 的不足，也避免了去 CT 室复查途中的风险，同时更为抢救该类危重颅脑损伤患者赢得了宝贵的时间，最终成功救治了患者。

对于没有术中 CT 的医院，在颅脑损伤救治中，术中超声可以发挥非常重要的作用，可以为术中快速明确颅内情况的变化和快速做出手术决策，提供快捷、科学、可靠的依据。

专家点评（李立宏，空军军医大学附属唐都医院急诊科）

这是一例典型的颅脑创伤成功救治范例，车祸致严重颅脑外伤，其中既有直接冲击损伤，也有对冲损伤。GCS 评分小于 8 分且动态评估持续下降，瞳孔反应由迟钝、消失到散大。影像学复查颅内情况也在进展性加重。手术指征明确，双侧开颅手术选择合理，手术及时。

特别值得肯定的是术前的严密观察与动态复查，双侧开颅手术切口的设计以及出现病情变化处置的果断（无须再次复查头颅 CT，避免耽误时间），以及家属的密切沟通交流，这些都是临床工作中非常重要的细节工作，是救治成功的基本保障。

同时，术中超声的应用是另一大亮点，充分发挥了超声便捷、实时、安全、可反复操作等优点，给术者提供了全脑损伤更多的细节和数据，为手术的最优化实施提供了及时有效的指导与帮助，在临床中值得推荐和推广。

当然，术中超声的应用目前也存在诸多难点，特别是不同颅脑损伤类型的超声表现，以及水肿和血肿的辨别，脑血流的分析等还需更多的数据总结。双侧开颅手术如何选择，特别是双侧开颅顺序选择的基本原则，应给予特别说明，使更多的基层神经外科医师受益，更好地推动颅脑创伤救治的临床工作。

参考文献

［1］何文，王硕．颅脑术中超声图谱［M］．北京：科技文献出版社，2010．

［2］钟治军，段继新，于汉昌．重型颅脑损伤开颅术中对侧迟发性血肿的手术治疗［J］．中国临床神经外科杂志，2020，25（10）：715－716．

［3］姚文华，朱成明，刘力．术中实时超声在颅脑损伤手术中的应用［J］．中国临床神经外科杂志，2018，23（2）：96－98，102．

［4］张杰，李世樟，朱栋梁．实时超声在重型颅脑损伤标准大骨瓣减压术中的应用［J］．广西医科大学学报，2015，32（3）：478－480．

［5］郭志祥，何文，王小平．脑外伤的术中超声应用研究［J］．中华医学超声杂志（电子版），2009，6（6）：1088－1094．

［6］陈晓东，夏鹰，曹作为．术中实时超声在神经外科手术中的应用［J］．中国临床神经外科杂志，2014，19（7）：429－431．

［7］段继新，石磊，钟治军．Ｔ型切口在复杂颅脑损伤急诊开颅术中的应用［J］．中国临床神经外科杂志，2019，24（9）：535－536．

［8］段继新，石磊，钟治军．双侧平衡控制阶梯减压术治疗双侧外伤性颅内多发血肿52例［J］．中国临床神经外科杂志，2019，24（3）：165－166．

五、颅内压监测技术

自1960年伦德伯格（Lundberg）将持续颅内压（ICP）监测应用于临床后，该监测技术在颅脑损伤诊治过程中的应用日益增多，被普遍认为是颅脑损伤患者重症监护的奠基石，并被现代颅脑损伤诊治指南推荐为常规监测手段之一。

ICP监测可应用于颅脑损伤后手术和非手术患者，颅脑损伤术后进行持续有创ICP监测，有利于及早发现脑肿胀、大面积脑梗死、颅内新发出血或出血增加等引起的ICP增高，对指导术后治疗、预测术后病情变化具有重要意义。同时可以根据ICP变化对术后治疗措施进行有效指导和调整，起到减少术后并发症、提高治疗效果的作用。

有创ICP监测是颅脑外伤术后诊断颅高压最迅速、客观和准确的方法。术后ICP与GCS评分呈负相关性，即ICP越高，GCS评分越低，术后1日未用药物干预ICP情况下ICP越高，预后越差。

重度颅脑损伤未行开颅手术者也可行 ICP 监测，实时监测 ICP，捕捉 ICP 变化，有利于及早发现颅内出血增加、颅内新发出血及脑水肿加重等病情变化，及时调整治疗方案。脑室型 ICP 监测可通过脑脊液释放适当降低颅内高压，维持 ICP 稳定，减轻持续高颅压后不可逆继发性脑损伤，避免神经功能障碍，对于患者救治有积极意义。关于 ICP 监测的指征，国内外各有不同。

美国颅脑损伤指南中 ICP 监测指征为：①伤后 GCS 迷评分为 3～8 分，头颅 CT 扫描见异常表现（Ⅱ级证据）。②伤后 GCS 为 3～8 分，头颅 CT 扫描正常，但满足以下 2 项或更多条件者：年龄＞40 岁；单侧或双侧去皮质表现；收缩压＜90 mmHg（12 kPa）。

中国颅脑创伤颅内压监测专家共识中 ICP 监测的指征如下所述。①强力推荐：头部 CT 检查发现颅内异常（颅内出血、脑挫裂伤、脑水肿、脑肿胀、脑积水、基底池受压等）的急性、重型颅脑损伤患者（GCS：3～8 分）。②推荐：CT 检查发现颅内异常（颅内出血、脑挫裂伤、脑水肿、脑肿胀、脑积水等）的急性、轻中型颅脑损伤患者（GCS：9～15 分）；急性、轻中型颅脑损伤合并全身多脏器损伤休克的患者。③不推荐：CT 检查未发现颅内异常，病情比较稳定的轻、中型颅脑损伤患者（GCS 9～15 分）不应行有创颅内压监测。

虽然国内外均未明确 ICP 监测的禁忌证，但对于凝血功能障碍、监测部位感染、全身状态不稳定和临床及影像学检查提示濒危状态者，应视为相对禁忌证或禁忌证。可以通过对症治疗，异常因素得到纠正、全身状态相对稳定后再实施 ICP 监测。

ICP 监测的注意事项：

1. 监测侧别：①首选颅脑损伤较严重侧；②双侧损伤如无差异或差异不大，则选择右侧大脑半球（正常人 80％左右为左侧优势半球）；③开颅手术者选择术侧；④未开颅手术者，依据①和②的原则，且在不影响可能需要开颅手术的切口设计下来确定。

2. 监测时程：理论上急性颅脑损伤后 ICP 监测的时程应该在脑水肿高峰期后中止。国外指南主张监测时间应≤7 日，国内的专家共识认为应根据患者颅脑损伤和脑水肿的程度、临床病情及颅内压的变化来决定，通常为 7～14 日。

3. 监测部位：国内外专家共识公认脑室内 ICP 监测为首选方法，其次为脑实质内与硬脑膜下，硬脑膜外监测已较少采用。硬脑膜下和脑实质内监测并无明显差异，为避免穿刺脑组织引起出血的风险，笔者所在科室的开颅手术者多选硬脑膜下监测，但探头必须置于骨窗缘，而非减压部位的骨缺损区。对于伤后存在严重脑肿胀造成脑室缩小而穿刺脑室困难或无把握时，不必勉强选择脑室内监测。

4. 干预阈值：国内外多数专家认为控制颅内压≤20 mmHg（2.7 kPa）是重型颅脑损伤治疗的基本目标。实际上部分患者发生脑疝时，颅内压测定值可能＜20 mmHg（2.7 kPa）；另一方面，即使控制颅内压＜20 mmHg（2.7 kPa），也有脑低灌注的状态存在，而后者对患者预后影响更大。因此，在强调干预阈值重要性的前提下，更应重视病程进展中 ICP 的趋势改变，切忌机械地将20 mmHg（2.7 kPa）作为所有患者、病程任何阶段的临界值，以此评估患者的神经状态和决策干预措施。应综合临床、影像学和其他监测指标评估结果，确定个体化危急颅内压水平来及时调整治疗方案，及时选择手术治疗等。

ICP 监测的价值不仅仅在于数值，更重要的是信号所传递的颅腔内代偿储备和脑血管反应性的信息，但这些有价值的信息观察还未得到充分认识、普及和应用。

包括 ICP 监测在内的任何监测技术本身并不会改变患者预后。医师只有根据有效监测技术获得脑组织病理生理改变的确切信息，对诊治方案进行及时、有效的调整，才有可能获得疗效改善。因此，医师根据 ICP 监测所提供的数值和波形发展趋势，并有效解读颅腔内代偿储备和脑血管反应性的信息，筛选对干预措施能有效反应的亚组病人，在不可逆性脑损害发生之前及时采用干预措施，是今后 ICP 监测临床应用研究的方向之一。

病例 7

【病史】患者，男，55 岁。因"车祸外伤后神志不清 3 小时余"入院。患者 3 小时余前骑摩托车被小汽车撞倒后受伤，伤后具体情况不详，至急诊科时神志模糊，躁动，无恶心呕吐，无肢体抽搐。

【体格检查】体温 36 ℃，脉搏 89 次/min，呼吸 20 次/min，血压 128/79 mmHg（17.1/10.5 kPa）。神志模糊，GCS 评分 $E_3 V_4 M_5 = 12$ 分。双侧瞳孔等大等圆，对光反射灵敏，直径约 3 mm，颈稍抗，四肢可见活动，肌力检查不配合，肌张力正常，双侧巴氏征未引出。

【辅助检查】急诊头部 CT 示右侧额颞部硬膜下血肿，左侧额颞顶枕部硬膜下血肿，蛛网膜下腔出血，双侧额叶脑挫裂伤（图 5-59），右侧额骨、左侧颞骨及双侧顶骨、枕骨骨折（图 5-60）。

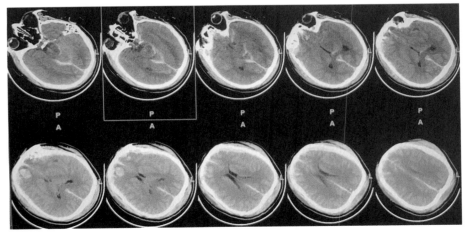

图 5-59 伤后第一次 CT 示双侧额叶脑挫裂伤，左侧额颞顶枕部硬膜下血肿

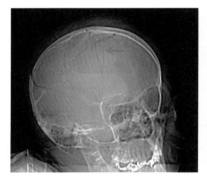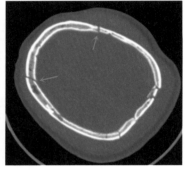

图 5-60　CT 定位片、骨窗片示双侧颅骨多发骨折

【入院诊断】闭合性颅脑损伤：①右侧额颞部及左侧额颞顶枕部硬膜下血肿；②双侧额叶脑挫裂伤；③蛛网膜下腔出血；④右侧额骨、左侧颞骨及双侧顶骨、枕骨骨折。

患者入院时神志模糊，GCS 评分 $E_3V_4M_5$ =12 分，CT 示双额叶脑挫裂伤并脑内血肿、双侧硬膜下血肿，双侧额颞顶枕骨多发骨折，ICP 监测指征明确，家属拒绝 ICP 监测。

3 小时后复查头部 CT 示右侧额颞部及左侧额颞顶枕部硬膜下血肿较前进展，双侧额叶脑挫裂伤，蛛网膜下腔出血较前进展，环池结构较前欠清，颅内出血较前增多（图 5-61）。

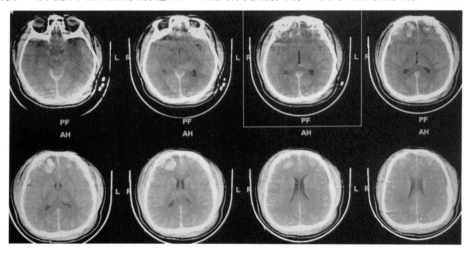

图 5-61　3 小时后复查 CT 示双额叶出血较前增多，双侧硬膜下血肿大致同前

患者复查 CT 示双额叶出血较前稍增多，神志反应较前稍有变差，GCS 评分 $E_2V_3M_5$ =10 分，较前下降 2 分，再次建议行 ICP 监测，并根据术中 ICP 压力情况决定是否开颅手术，家属反复商量后同意手术。

★ **手术策略**

手术方式：左侧脑室型颅内压探头置入术。

手术经过：因患者右额部脑挫裂伤并脑内血肿明显，选左侧侧脑室穿刺置入 ICP 探头，见有红色脑脊液涌出，测压 37 mmHg（4.9 kPa），缓慢释放脑脊液约 10 mL 后，ICP

下降至 16 mmHg（2.1 kPa），观察 15 分钟，ICP 波动在 12~18 mmHg（1.6~2.4 kPa），决定暂不行开颅手术，术后继续药物治疗。

术后处理：抬高床头 30°，保持气道通畅，头部冰帽冰敷并加强镇静、镇痛，七叶皂苷钠、甘油果糖脱水降颅内压等，密切观察患者神志反应、瞳孔及生命体征变化。

★ 术后转归

术后第 1 天：ICP 波动范围内 12~22 mmHg（1.6~2.9 kPa），神志浅昏迷，GCS 评分 $E_1 V_T M_5 = 6T$。双侧瞳孔直径 2 mm，对光反射均迟钝。复查 CT 示颅内出血大致同前（图 5-62）。

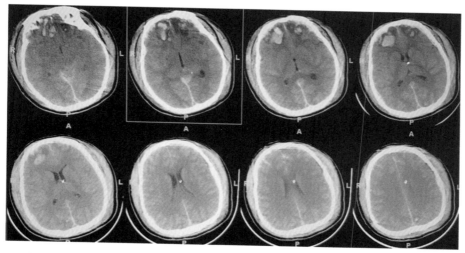

图 5-62 术后第 1 天复查 CT 示颅内出血大致同前，双额叶水肿明显

术后第 2 天：ICP 波动范围为 13~25 mmHg（1.7~3.3 kPa），神志浅昏迷，GCS 评分 $E_1 V_T M_5 = 6T$。双侧瞳孔直径 2 mm，对光反射均迟钝。复查 CT 示颅内出血大致同前，双额叶水肿较前加重（图 5-63）。

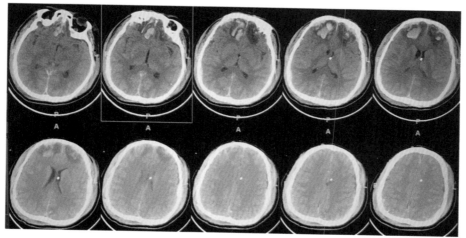

图 5-63 术后第 2 天复查 CT 示双侧额叶出血同前，双额叶水肿较前加重

术后第 3 天：ICP 波动范围为 14～24 mmHg（1.9～3.2 kPa），神志反应及瞳孔同前。

术后第 4 天：ICP 波动范围为 17～35 mmHg（2.3～4.7 kPa），患者神志浅昏迷，双侧瞳孔直径 2 mm，光反射迟钝，脑室外引流管通畅，水柱波动不高，约 10 cm，复查 CT 显示颅内出血及水肿大致同前（图 5-64）。脑沟、侧裂池及鞍上池、环池清晰，不考虑颅内情况加重；出现的短暂颅内压增高，不排除脑脊液减少后颅内压探头贴脑室壁后致探头感应压力过高所致。予以暂时夹闭外引流管，加甘露醇脱水降颅压、头部冰敷治疗，密切观察神志反应，后 ICP 降低至 25 mmHg（3.3 kPa）以下。

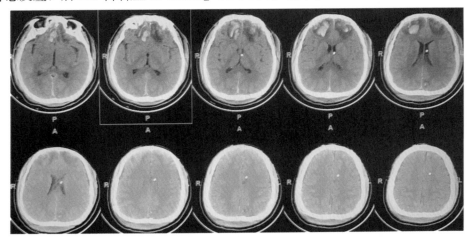

图 5-64　术后第 4 天复查 CT 示颅内血肿及水肿基本同前

术后第 5 天：ICP 波动范围为 12～24 mmHg（1.6～3.2 kPa）。

术后第 6 天：ICP 波动范围为 14～23 mmHg（1.9～3.1 kPa），间断夹闭引流管。复查 CT 示颅内出血及水肿大致同前，左额颞部见少量硬膜下积液（图 5-65）。

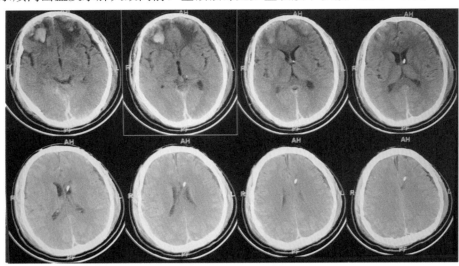

图 5-65　术后第 6 天 CT 示颅内血肿及水肿较前好转，左额颞部见少许硬膜下积液

术后第 8 天：脑室引流液约 30 mL，ICP 波动范围为 15～20 mmHg（2.0～3.7 kPa）。

神志模糊，GCS 评分 $E_2V_3M_5=9$ 分。复查 CT 示三脑室、侧脑室、侧裂池、环池较前清晰（图5-66）。考虑 ICP 不高，予以拔除 ICP 监测探头。

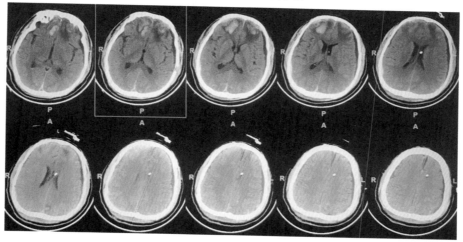

图 5-66　术后第 8 天 CT 示颅内出血较前吸收减少，双额叶水肿较前减轻

术后第 13 天：神志嗜睡，GCS 评分 $E_3V_5M_6=14$ 分。双侧瞳孔直径 3 mm，对光反射灵敏，四肢肌力肌张力正常。复查 CT 示颅内出血基本吸收（图 5-67）。

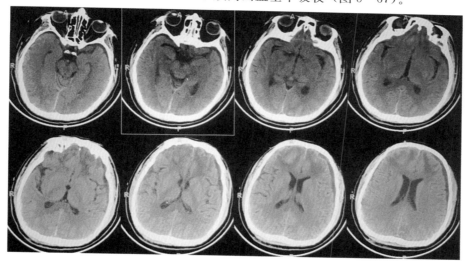

图 5-67　术后第 13 天 CT 示颅内出血及双额叶水肿明显好转、左额颞
　　　　　部硬膜下积液未见明显进展

★ 病例分析

患者为中年男性，车祸外伤 3 小时余入院，入院神志模糊，急诊 CT 提示双侧额颞部硬膜下血肿及双侧额叶脑挫裂伤，血肿量尚未达手术指征，复查 CT 示颅内血肿较前进展，可考虑行开颅颅内血肿清除术，但患者受伤时间短、颅骨多发骨折合并颅内多处损伤出血，如直接行开颅手术很可能会出现减压后颅内多处迟发出血需行双侧开颅手术。ICP

监测指征明确，我们决定先行 ICP 监测，再根据 ICP 情况决定是否进一步行开颅颅内血肿清除术，术中初始 ICP 较高，予以释放少许脑脊液后 ICP 下降至 20 mmHg（2.7 kPa）以下，观察一段时间后 ICP 未见明显升高，决定暂不行开颅血肿清除术。术后予以加强镇静镇痛，排除疼痛、躁动等刺激，予以冰敷冰帽等降低脑组织代谢，并根据 ICP 监测水平调整脱水降颅压药物，必要时释放少量脑脊液，使患者 ICP 始终处于平稳可控而非危急状态，最终患者未见明显颅内迟发出血，平稳度过脑水肿高峰期，避免创伤性开颅手术。

此类未行开颅手术脑外伤患者，尤其是颅内多发出血且出血量处于开颅手术临界状态时，有创 ICP 监测给我们指明治疗的方向，让我们不再犹豫"开"还是"不开"。且良好的 ICP 管控能显著降低脑外伤患者颅内迟发出血的概率，帮助患者平稳度过脑水肿高峰期，尽量避免开颅手术，减少、减轻患者的"二次"创伤、严重继发脑损伤等，使患者得到更好的治疗方案而获得最优的治疗效果。

病例 8

【病史】患者，女，23 岁。因"车祸外伤后神志不清 2 小时"入院。患者 2 小时前乘车时发生车祸受伤，当即神志不清，口鼻腔及头面部大量流血，无恶心呕吐，无四肢抽搐。既往体健。

【体格检查】体温 36.5 ℃，脉搏 90 次/min，呼吸 21 次/min，血压 99/71 mmHg（13.2～9.5 kPa）。气管插管，神志中昏迷，GCS 评分 $E_1 V_T M_3 = 4T$。右侧瞳孔直径约 2 mm，左侧瞳孔直径 5 mm，对光反射均消失，左侧额部可见范围达 7 cm×10 cm 不规则挫裂伤口，口鼻可见血性液体流出，颈软，四肢肌张力正常，肌力检查不能配合，双侧巴氏征未引出。

【辅助检查】急诊头部 CT 示双侧额颞叶脑挫裂伤，蛛网膜下腔出血，颅内积气，颅骨多发骨折（图 5 - 68、图 5 - 69）。

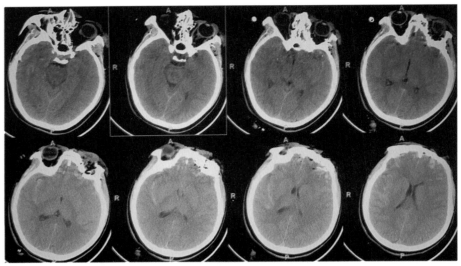

图 5 - 68　伤后第一次 CT 示双侧额颞叶脑挫裂伤，额骨骨折，颅内积气

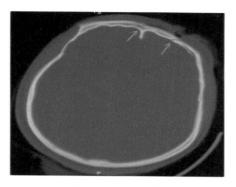

图 5-69　伤后第一次 CT 骨窗示额骨多处骨折

【入院诊断】重型开放性颅脑损伤：①双侧额颞叶脑挫裂伤；②蛛网膜下腔出血；③弥漫性轴索损伤；④双侧额骨多发骨折；⑤左侧原发性动眼神经损伤？

★ ICP 探头置入手术策略

手术方式：右侧脑室型 ICP 探头置入术。

手术经过：选右侧侧脑室穿刺置入 ICP 探头，见有淡红色血性液体流出，压力 18 mmHg，观察 15 分钟后见 ICP 未明显升高，未行开颅手术，返 ICU 治疗。

★ ICP 探头置入术后转归

术后第 1 天：ICP 波动范围为 16~24 mmHg（2.1~3.2 kPa），神志浅昏迷，GCS 评分 $E_1V_TM_5=6T$。右侧瞳孔直径约 2 mm，左侧瞳孔直径约 4 mm，对光反射均消失。复查 CT 示右额叶出血较前增多，暂无开颅手术指征（图 5-70）。

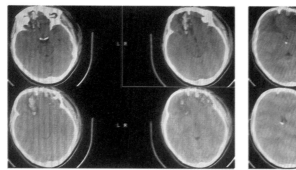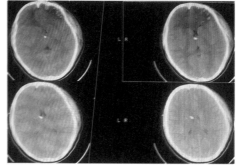

图 5-70　ICP 监测术后第 1 天 CT 双额叶挫裂伤并血肿较前增多

术后第 2 天：ICP 波动范围为 15~22 mmHg（2.0~2.9 kPa），神志反应同前。复查 CT 示双额叶血肿稍增多，水肿较前加重（图 5-71）。

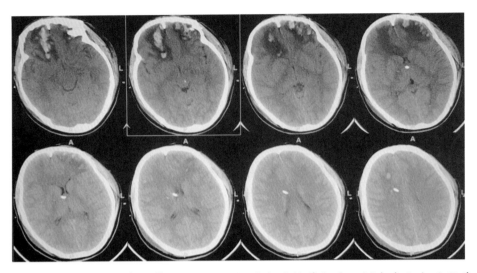

图 5-71 ICP 监测术后第 2 天 CT 双额叶水肿较前加重，颅内出血大致同前

术后第 4 天：ICP 波动范围为 16~22 mmHg（2.1~2.9 kPa），神志浅昏迷，GCS 评分 $E_1V_TM_5=6T$。右侧瞳孔直径约 2 mm，左侧瞳孔直径约 4 mm，对光反射均消失。14：00复查 CT 示双侧侧脑室较前稍变小（图 5-72）。

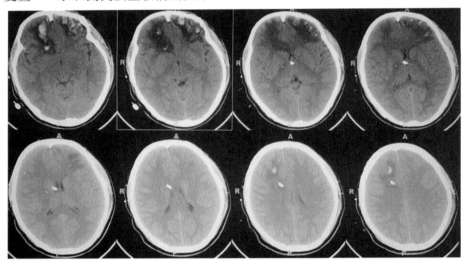

图 5-72 ICP 监测术后第 4 天 14：00 CT 示双额叶水肿较前加重，双侧侧脑室、三脑室受压明显，脑沟、脑回、脑池显示欠清

23：30，ICP 突然升高至 40~50 mmHg（5.3~6.7 kPa），神志反应变差，中昏迷，GCS 评分 $E_1V_TM_3=4T$。右侧瞳孔直径约 2 mm，左侧瞳孔直径约 4 mm，对光反射均消失。复查 CT 示患者双侧额叶血肿稍增加、脑水肿明显加重，双侧侧脑室、三脑室、侧裂池、脑沟、脑回显示不清（图 5-73）。患者手术指征明确，急诊行开颅手术治疗。

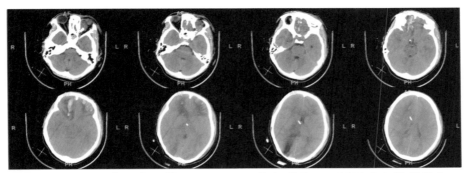

图 5-73　ICP 监测术后第 4 天 23：30 复查 CT 示双侧额叶血肿稍增加，
三脑室、脑沟、脑回、脑池显示不清，脑肿胀较前明显加重

★ 开颅手术策略

手术方式：双侧开颅，颅内多发血肿清除、去骨瓣减压、双侧颅前窝底修复重建术。

手术经过：双额部冠状切口，术中见左侧额颞骨粉碎性骨折，双侧额颞顶各钻 4 孔，线锯锯开骨孔间骨质，留额骨中间部骨桥约 3 cm，形成双侧各约 6 cm×7 cm 大小骨瓣，先清除左侧硬膜下血肿及额叶挫伤失活脑组织约 30 mL，再清除右侧硬膜下血肿及额叶挫伤失活脑组织约 40 mL。探查双侧颅前窝底，见颅前窝底多条骨折线，硬膜多处裂开，将带蒂筋膜平铺双侧颅前窝底，耳脑胶固定，予以胶原蛋白敷盖修补处。考虑患者双侧脑组织张力偏高，予去除双侧骨瓣。关颅后 ICP 示 5 mmHg（0.7 kPa）。

★ 开颅术后转归

开颅术后第 1 天：ICP 波动范围为 12~21 mmHg（1.6~2.8 kPa），神志浅昏迷，GCS 评分 $E_1V_TM_5=6T$。右侧瞳孔直径约 2 mm，左侧直径约 4 mm，对光反射均消失。复查 CT 示双额叶血肿基本清除，侧脑室、三脑室、环池、脑干受压明显减轻（图 5-74）。

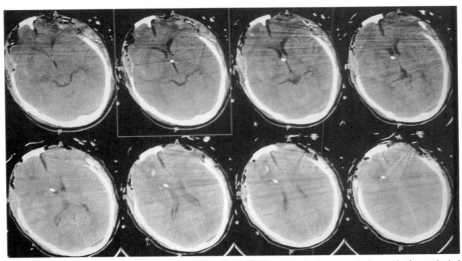

图 5-74　开颅术后第 1 天 CT 示双额叶血肿基本清除，侧脑室、三脑室、脑沟、脑池较前清晰

开颅术后第 2 天：ICP 波动范围为 13～20 mmHg（1.7～2.7 kPa），神志浅昏迷，GCS 评分 $E_1V_TM_5=6T$。右侧瞳孔直径约 2 mm，左侧直径约 4 mm，对光反射均消失，予气管切开，复查 CT 示颅内未见迟发出血（图 5-75）。

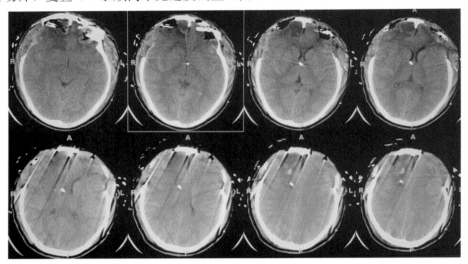

图 5-75　开颅术后第 2 天 CT 示颅内未见迟发出血

开颅术后第 4 天：ICP 波动范围为 12～21 mmHg（1.6～2.8 kPa），神志反应大致同前，复查 CT 示双额叶水肿较前稍明显（图 5-76）。

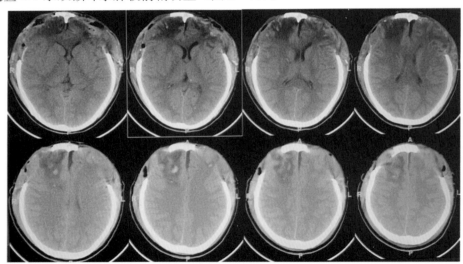

图 5-76　开颅术后第 4 天 CT 示双额叶水肿较前稍明显

开颅术后第 10 天：神志昏睡，GCS 评分 $E_3V_4M_5=12$ 分。复查 CT 示双额叶水肿较前加重，双额部脑组织稍外膨（图 5-77）。

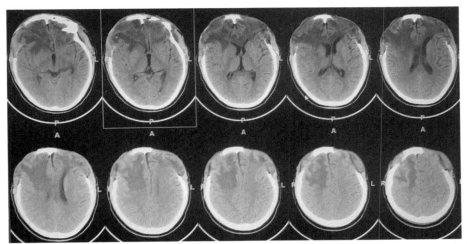

图 5-77 开颅术后第 10 天 CT 示双额叶水肿较前加重，双额部脑组织稍外膨

开颅术后第 20 天：神志清楚，GCS 评分 $E_4V_5M_6=15$ 分。复查 CT 示脑室、脑沟、脑回显示清楚，双额叶脑水肿明显消退，脑组织膨出较前好转（图 5-78）。

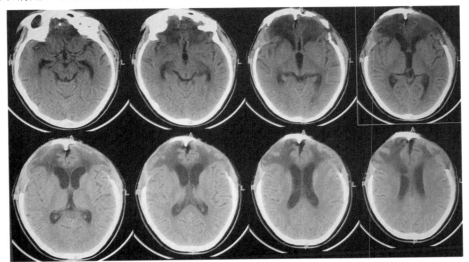

图 5-78 开颅术后第 20 天 CT 示脑室、脑沟、脑回显示清楚，双额叶脑水肿明显消退，脑组织膨出较前好转

★ 病例分析

患者为青年女性，车祸外伤后神志不清 2 小时入院。入院时神志中昏迷，CT 示双侧额颞叶脑挫裂伤并脑内血肿，双侧侧脑室额角及鞍上池存在，血肿量尚未达开颅手术指征，左侧瞳孔散大，考虑动眼神经损伤可能，但 ICP 监测手术指征明确。急诊行 ICP 监测手术，术后颅内压波动在 20 mmHg 左右（2.7 kPa），复查 CT 示双额叶血肿较前稍增多，局部水肿较前明显加重，予以镇静镇痛并加强脱水降颅压等治疗，ICP 未持续超过 22 mmHg（2.9 kPa）。术后第 4 天晚上，患者 ICP 突然明显升高至 40~50 mmHg（5.3~6.7 kPa），神志反应较前变差，复查 CT 示双侧额叶血肿及水肿较前加重，脑组织弥漫性

肿胀，侧脑室、三脑室、环池及脑沟脑回显示不清，开颅手术指征明确，急诊行开颅颅内多发血肿清除＋去骨瓣减压术，手术顺利，术后患者未见颅内迟发出血，平稳渡过脑水肿高峰期，最终患者恢复良好，神志清楚后步行出院。

脑外伤患者颅内病情变化不管是血肿增多还是水肿加重，首先会体现在ICP上，该病例虽然最终未能避免开颅手术，但ICP监测让我们及早发现ICP的突发异常升高，及时判断病情变化，并快速根据病情变化做出治疗方案的正确调整。类似神志反应差，观察病情困难的脑外伤患者，传统诊治过程中可能需等到瞳孔散大、脑疝形成时才能发现病情加重，中间会有一个较长时间的ICP逐渐升高的过程，ICP监测技术通过实时ICP监测，及时发现危急颅高压状态，避免了由此带来的严重且不可逆的脑损伤，最终患者无明显严重功能障碍，获得满意的转归，回归家庭、社会。

专家点评（冯光，河南省人民医院神经外科重症监护室）

ICP监测技术的临床应用已有60多年的历史，目前已经广泛应用于各大医院，但由于部分神经外科医师的理念、经济因素和ICP监测本身存在的客观问题等原因，与发达国家相比，我国的ICP监测技术普及不够，需要技术规范培训的落地、数据收集整理和更深入的随机对照试验（RCT）研究数据支持。

本节提供了在ICP导向下重症管理和及时外科开颅手术非常典型和成功的两个病例。第一个病例有非常明确的ICP监测手术指征，放置了脑室型ICP监测传感器，这样一方面可以通过脑脊液的管理来治疗高颅压，另一方面可以掌握ICP的实时数据，通过量化指标更精准地做好ICP的管控，避免了仅凭经验可能出现的"误判"，避免了一次可能的开颅手术，既保证了治疗效果，又降低了患者的治疗风险，还减少了费用和治疗周期。对于我们经常遇到的处于手术指征边缘的中重型颅脑损伤患者的治疗管理决策提供了非常直观可信的借鉴依据。

第二个病例是双侧额叶脑挫裂伤的年轻女性，从评分和影像评估上都有明确ICP传感器植入的指征，入院第一时间放置了脑室型ICP监测传感器，并结合脑脊液的管理协同ICP的监测和管控，在幕上水肿较重和侧脑室较小的情况下，ICP监护探头的精准植入也体现了术者熟练的手术技术功底和经验。ICP监测中第一时间发现了ICP的变化，结合动态影像复查结果的变化做出了立即外科手术的决定，而此时患者瞳孔及意识状态变化并不十分明显，如果按照传统的治疗手段，由于床旁观察人员主观因素的影响，影像学检查存在的延迟性和不连续性，未必能及时的完成开颅手术，术后恢复效果也可能会大打折扣，对患者本人和家庭可能都会造成巨大的负面影响。合理及时的ICP监测手段的实施，对早期及时发现ICP的异常变化，准确判断病情变化和预后，及时正确调整治疗方案起到了积极精准的作用。对于此类颅脑损伤患者积极的 ICP 监测是必需的，但是治疗思维不能局限依赖于 ICP 监测下的完全保守治疗，适时的治疗手段及时调整是改善预后的关键。

由于颅脑创伤者病情复杂、个体差异大，越来越多的专家也认识到，仅以 ICP 单一指标评估病情和预后是不全面的，可以结合更多其他监测手段综合判断和指导。对于每例患者而言，ICP 是时刻变化的，如何客观、全面地反映 ICP 的情况是根本问题，更深入地研究（包括 ICP 的波形、长时记录分析等）也在很多大型医学中心逐渐开展。未来结合 ICP 监测下二级参数的分析整合，将为颅脑创伤最适脑灌注压的滴定和脑血管自动调节能力的评估提供更多的指导，随着这些技术的开展和重症监护技术的提升，重型颅脑损伤精准化、个体化管理的进程一定会加速推进。

参考文献

[1] Brain Trauma Foundation，American Association of Neurological Surgeons，Congress of Neurological Surgeons，et al. Guidelines for the management of severe traumatic brain injury. VI. Indications for intracranial pressure monitoring [J]. J Neurotrauma，2007，24（Suppl 1）：S37 - 44.

[2] 中国医师协会神经外科医师分会，中国神经创伤专家委员会. 中国颅脑创伤颅内压监测专家共识 [J]. 中华神经外科杂志，2011，27（10）：1073 - 1074.

[3] 梁玉敏，马继强，曹铖，等. 颅脑损伤中颅内压监测：现状、争议和规范化应用 [J]. 中国微侵袭神经外科杂志，2013，18（8）：337 - 340.

[4] ROMNER B，GRANDE P O. Traumatic brain injury：Intracranial pressure monitoring in traumatic brain injury [J]. Nat Rev Neurol，2013，9（4）：185 - 186.

[5] HUTCHINSON P J，KOLIAS A G，CZOSNYKA M，et al. Intracranial pressure monitoring in severe traumatic brain injury [J]. BMJ，2013，346：f1000.

[6] ABDOH M G，BEKAERT O，HODEL J，et al. Accuracy of external ventricular drainage catheter placement [J]. Acta Neurochir（Wien），2012，154（1）：153 - 159.

[7] CHESNUT R M. Intracranial pressure monitoring：headstone or a new head start. The best trip trial in perspective [J]. Intensive Care Med，2013，39（4）：771 - 774.

六、颅底修复重建技术

创伤性颅内血肿合并严重颅底骨折并不少见，临床上颅前窝、颅中窝骨折常见，常伴有脑脊液漏、脑组织外溢、颅内血肿和脑挫裂伤等，其致残率、病死率较高。手术细节处理不当，可致术后顽固性脑脊液漏、颅内感染、颅内积气和脑组织膨出等并发症，危及生命。

　　创伤性颅前窝底粉碎性骨折一般是由于暴力直接作用于额部或额颞部，外力沿眶板及筛板传导，致眶板、筛板变形破碎；加上颅底与硬脑膜粘连紧密，极易造成颅前窝底骨质缺损和硬膜撕裂缺损；同时前颅底与眼眶、鼻腔相邻，缺乏有效支撑，遭受暴力后易使碎骨片游离、重叠，可刺入脑内及眼眶内，造成脑挫裂伤、脑内血肿，以及眼眶内及周边神经、血管、眼外肌损伤。创伤性颅中窝粉碎性骨折一般是由于暴力直接作用于颞部或额颞部，蝶骨及鼓室盖骨折、破碎，致蝶窦、鼓室积血，脑脊液鼻漏、耳漏等。

　　创伤性颅底骨折导致颅底骨性及膜性结构裂开、缺损，会引发脑脊液漏、颅内组织移位、脑组织外溢，从而继发颅内感染、脑膜脑膨出及相应神经功能障碍等问题，尤其伴有鼻腔内大量脑脊液漏及出血时，极易出现窒息，加重脑组织缺氧，致死率增高。开放性颅脑损伤合并脑挫裂伤、脑内血肿、硬膜外/下血肿等出现颅内高压需急诊手术者，颅底骨折伴或不伴脑脊液漏都应尽可能同期行颅底修复重建。

　　术前及早行气管插管、开颅清除血肿并颅底修复重建、恢复颅底的解剖屏障，对预防和减少术后并发症有重要意义。颅底修复重建目的：修复颅骨或硬膜缺损，在颅腔与鼻窦、鼻腔、口咽部、乳突气房及颅外之间建立永久性的屏障，恢复颅底正常解剖，预防脑脊液漏、颅内感染的发生，防止颅内容物膨出。颅底修复重建包括骨性重建和膜性重建，骨性重建可恢复颅底骨性解剖结构，而膜性重建对于防止脑脊液漏更为重要。骨性重建与否仍有分歧，部分学者认为，应用颅底骨移植重建颅底来防止颅前窝底颅骨缺损造成的脑膜脑膨出，另一部分学者认为重点修复颅底的硬膜结构，而不重建颅底骨缺损，一般不会发生脑膜脑膨出，我们强调的是膜性重建。

　　术前行头部 CT 并颅骨三维重建，了解颅底骨折情况。切口设计主要注意：皮瓣血运、利于病变的充分暴露、便于切口延伸、兼顾美观。切口应根据具体损伤情况而定，双侧脑挫裂伤颅内血肿、双侧颅前窝骨折严重、弥漫性脑肿胀、脑疝需去骨瓣减压等选择冠状切口；单侧脑挫裂伤、颅内血肿伴同侧颅前窝或颅中窝骨折，选择标准大骨瓣开颅、T型或冠状切口等。手术中保持骨膜、帽状腱膜及颞肌筋膜的完整性，严密封闭额窦，快速清除挫裂伤失活组织、血肿降低颅内压，根据颅底硬膜及骨质缺损情况同期行颅底膜性重建，必要时行骨性重建。

　　手术要点及注意事项：①根据病例具体情况选择相应体位及切口。②尽可能完整保留带蒂骨膜层，如骨膜和帽状腱膜损伤严重，可以保留带蒂颞肌筋膜，这是重建颅底、治愈脑脊液漏的关键之一。③颅前窝骨折，如果额窦完整，注意不要打开额窦；若额窦开放，首先确切处理并封闭额窦，彻底清除额窦黏膜，庆大霉素、生理盐水及过氧化氢溶液（双氧水）反复冲洗窦腔，庆大霉素明胶海绵、聚维酮碘（络合碘）纱条填塞窦腔消毒，再应用带蒂颞肌填塞额窦，耳脑胶黏合封闭窦腔，更换手术器械，避免使用骨蜡封闭额窦，以减少术后感染机会。④小心清除游离骨折片或异物，尽量保留眶上壁及眉弓的骨折片，颅底翘起非游离碎骨片尽量整平保留，以便保持颅前窝底骨结构的完整性。⑤打开硬脑膜前使用过氧化氢溶液冲洗术野，彻底清除异物，瓣状剪开硬脑膜，下界达额底部，距离骨缘1 cm，便于硬膜反转封闭额窦。⑥阶梯减压清除挫裂伤失活组织及血肿，必要时释放脑脊液，充分降低颅内压，暴露颅底。⑦硬膜外联合硬膜下探查颅底硬膜完整性，切忌盲目剥离颅底硬膜，去除嵌入的游离碎骨片，尽量缝合较小硬膜破口，硬膜破损不能直接缝合者，采用带蒂骨膜或颞肌筋膜反转覆盖于颅底缺损处，医用胶粘连或间断缝合固定于硬膜上。带蒂骨膜或颞肌筋膜要大于骨性及硬膜缺损边缘，尽可能覆盖整个缺损区域，若难以完全覆盖时，可加铺人工硬膜于缺损区，形成"双胞胎"式修补。⑧术中要用庆大霉素、生理盐水、过氧化氢溶液等反复冲洗，清创彻底，认真探查以免遗留颅底缺损及硬膜缺口。⑨充分引流减少积液形成，以利颅底骨折及硬膜等生长愈合。

术后处理：预防感染、抗癫痫、营养支持、促进骨折愈合。术后出现脑脊液漏时，可予以头高30°偏向患侧卧位，必要时腰椎穿刺置管引流。

我们采用带蒂骨膜或颞肌筋膜整块反转修复颅底，有以下优势：①带蒂骨膜或颞肌筋膜有一定的血供，以利颅底骨折、硬脑膜等生长愈合及形成有效的粘连，闭合硬膜缺损；②整块骨膜或颞肌筋膜方便手术中固定，可以完全覆盖颅底骨质及硬膜缺损而不遗留小的缺口，脑脊液尽量不流至硬膜裂口及骨折处，有利于其愈合。

创伤性颅内血肿合并严重颅底骨折造成颅底骨质缺损及硬膜撕裂时，在清除血肿的同时应尽量一期及时正确处理，积极进行颅底修复重建，可有效防治脑脊液漏、颅内感染及脑膜脑膨出等并发症，降低后期再次手术修复颅底及脑脊液漏的概率。

病例 9

【病史】患者，女，64 岁。因"乘车发生车祸致伤头部神志不清 6 小时"入院。患者6 小时前乘车时发生车祸撞伤头部，当时无昏迷，伤后 2 小时左右反应逐步变差，无恶心、呕吐，无四肢抽搐。既往体健。

【体格检查】体温 37 ℃，脉搏 81 次/min，呼吸 21 次/min，血压 127/82 mmHg（16.9～10.9 kPa）。神志浅昏迷，GCS 评分 $E_1 V_2 M_5 = 8$ 分。双侧瞳孔等大等圆，对光反射灵敏，直径约 3 mm，查体不合作，颅神经检查不合作，右侧额部有一约 14 cm 挫裂伤口，渗血明显，伤口内大量血凝块和毛发，可见脑组织外溢，双侧鼻腔内可见血迹，无活动流液，口腔及外耳道无流血，颈软，双肺呼吸音粗，心脏及腹部体查未见明显异常，四肢无明显畸形，四肢肌力检查不合作，肌张力不高，双侧巴氏征未引出。

【辅助检查】CT 示双侧额叶脑挫裂伤并血肿，蛛网膜下腔出血（图 5 - 79），额骨筛骨凹陷性骨折，双侧眼眶内侧壁及鼻骨骨折，筛窦、蝶窦、上颌窦积血，颅内积气（图5 - 80）。

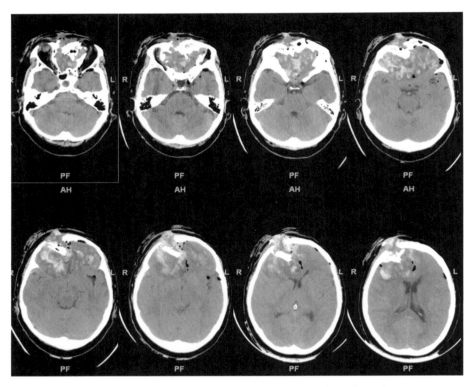

图 5-79 入院头部 CT 示双额叶脑挫裂伤并血肿

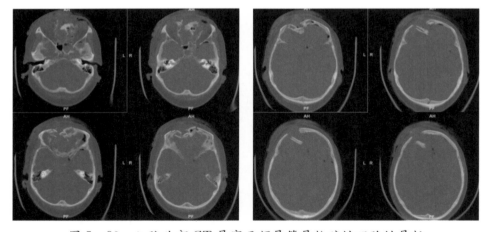

图 5-80 入院头部 CT 骨窗示额骨筛骨粉碎性凹陷性骨折

【入院诊断】重型开放性颅脑损伤：①双侧额叶脑挫裂伤并血肿；②蛛网膜下腔出血；③额骨凹陷性骨折；④筛骨骨折、颅前窝底骨折；⑤双侧眼眶内侧壁及鼻骨骨折；⑥颅内积气；⑦右额部头皮挫裂伤。

患者右侧额骨粉碎性凹陷性骨折并刺入脑组织内，双侧额叶广泛脑挫裂伤并血肿，手术指征明确，立即完善术前准备，急诊手术。

★ 手术策略

手术方式：开颅，双侧额叶血肿清除＋碎骨片清除＋颅前窝底修复重建术。

手术经过：考虑到患者右额部一挫伤伤口（自右侧眉弓部向上延伸至冠状缝水平），伤口内可见大量血凝块、毛发及碎骨片，脑组织外溢（图5-81），首先清除伤口内毛发及游离碎骨片，反复冲洗创口后，做额部冠状切口，将肌皮瓣翻向前下方，充分显露双侧额部颅骨，术中见右额骨粉碎性凹陷性骨折，骨折范围为4 cm×5 cm，可见多块碎骨片嵌插入脑组织，最深达3 cm，右侧额底、鼻根部骨折片松动移位，双侧眉弓、眶上板骨折松动，双侧额窦前后壁骨折，考虑到右侧额部及颅前窝底骨折松动严重，在正常骨质处钻一孔，向骨折区咬除颅骨，清除碎骨片、毛发等异物，扩大骨窗至颞部及颅前窝底，左侧开骨瓣与右侧形成一10 cm×15 cm大小骨窗，电凝额窦黏膜，过氧化氢溶液及生理盐水反复冲洗，聚维酮碘消毒额窦腔，并取自体筋膜填塞封闭。剪开硬膜，清除双侧额叶挫伤失活脑组织及血肿，脑组织张力明显下降，双侧颅前窝底显露，颅前窝底广泛骨折，清除游离碎骨片并将颅前窝底修整平整，硬膜多处撕裂口，左侧眶顶板骨质部分缺如，球后脂肪溢出，分别取双侧带蒂骨膜（图5-82）平铺于颅前窝底，耳脑胶周边粘贴固定，再用人工硬膜平铺颅前窝底（图5-83），形成"双胞胎"式修补，检查无明显硬膜裂口、无活动性出血，常规关颅。

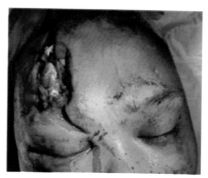

图5-81 术前伤口

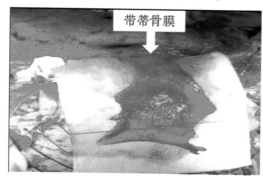

图5-82 带蒂骨膜瓣

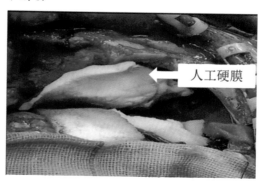

图5-83 人工硬膜平铺于颅前窝底

★ 术后转归

术后第 1 天：患者神志浅昏迷，GCS 评分 $E_1V_1M_5=7$ 分。双侧瞳孔直径 3 mm，对光反射灵敏，骨窗张力偏高，耳鼻无活动性流液，四肢肌张力不高。复查 CT 示双额叶血肿已清除、双额碎骨片已清除（图 5-84、图 5-85、图 5-86）。

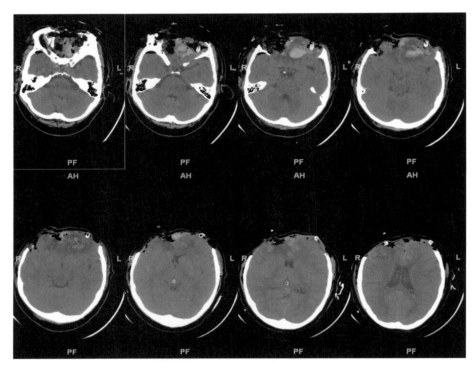

图 5-84 术后第 1 天复查 CT 示双额叶血肿已清除

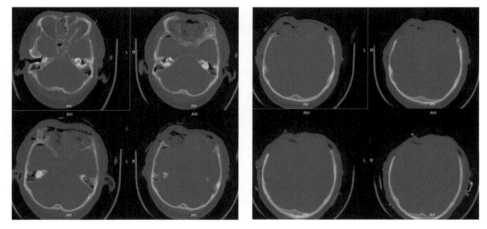

图 5-85 术后第 1 天复查 CT 骨窗片示双额碎骨片已清除

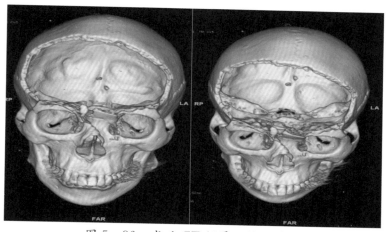

图 5-86　术后 CT 颅骨三维重建片

术后第 13 天：患者神志模糊，GCS 评分 $E_2V_4M_6=12$ 分。双侧瞳孔直径 3 mm，对光反射灵敏，骨窗张力偏高，耳鼻无活动性流液，四肢活动好，复查 CT 示额部硬膜下积液（图 5-87）。

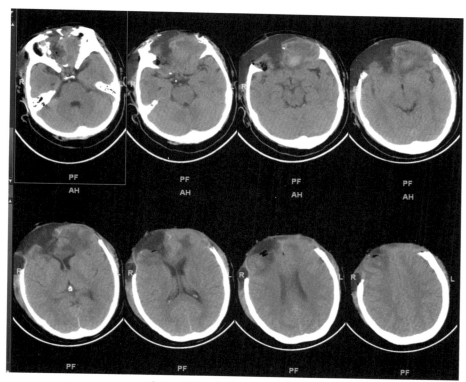

图 5-87　术后 13 天复查 CT

术后第 15 天：早上右侧翻身时右侧鼻孔内有流液，考虑脑脊液鼻漏，予以头部抬高，禁止右侧翻身，加强营养及促进骨折愈合处理，后无脑脊液漏。

术后 1 个月：患者神志清楚，四肢活动好，复查 CT 示额部硬膜下积液较前减少，无脑脊液漏（图 5-88）。

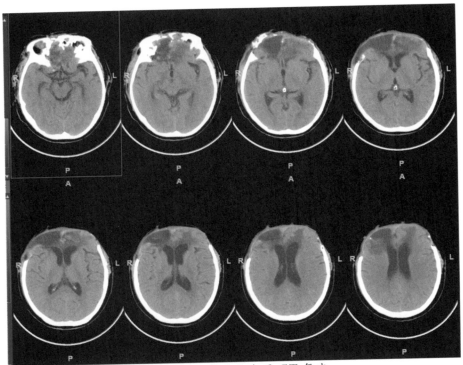

图 5-88　术后 1 个月 CT 复查

术后 10 个月：患者神志清楚，四肢肌力肌张力无异常。复查 CT 示额部硬膜下积液基本吸收，脑室系统无明显扩大（图 5-89）。遂行颅骨修补术，术后复查 CT（图 5-90）。

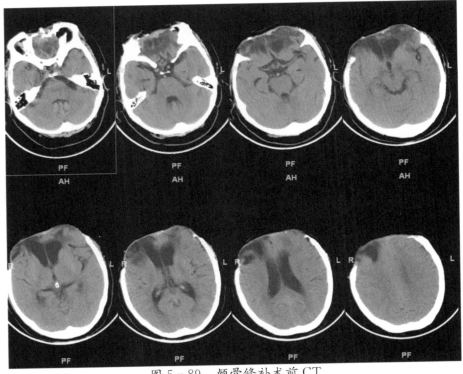

图 5-89　颅骨修补术前 CT

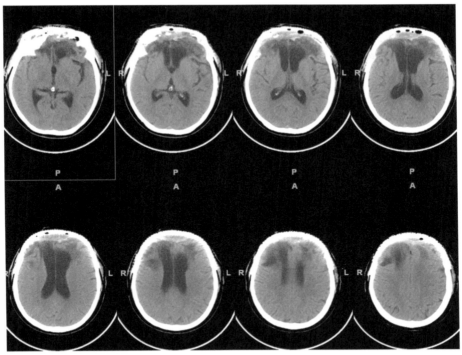

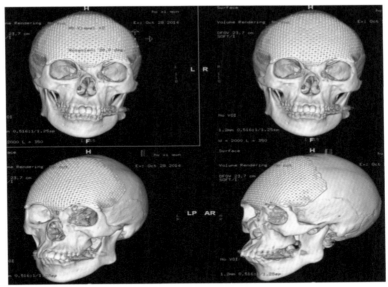

图 5-90 颅骨修补术后 CT

★ 病例分析

本例患者为典型的重型开放性颅脑损伤，前额部自右侧眉弓裂向上到冠状缝水平头皮挫裂伤，局部额骨粉碎性凹陷性骨折，脑组织外溢，双侧额叶脑挫裂伤并血肿合并严重颅前窝底粉碎性骨折，手术指征明确。此手术清除挫伤失活脑组织、血肿及碎骨片为常规手术，如何同时修补好颅前窝底，不发生脑脊液漏，避免二次手术修补漏口才是手术的关键。

我们的经验是创伤性颅内血肿合并有明显颅底骨折手术患者，术中常规行颅底修补，最好采用带蒂骨膜或颞肌筋膜修补，有利于生长愈合，在颅底形成有效粘连，对于小的骨缝亦可采用游离肌肉或筋膜片、吸收性明胶海绵填塞，耳脑胶固定，利于骨折缝的闭合，减少脑脊液漏发生。在颅底修复重建时，我们主要采用膜性重建，只要颅底硬膜完整，即使颅底部分颅骨缺损也无明显影响。此患者广泛的颅前窝底骨折，部分骨质缺如，我们采用带蒂骨膜和人工硬膜形成"双胞胎"式修补，仍有一过性脑脊液漏发生，考虑局部组织粘连愈合未形成有关，但经处理后未再出现。

此类患者在清除颅内血肿的同时如果不行颅底修复重建，术后极有可能发生严重脑脊液漏，需再次手术修补，而且增加颅内感染及手术风险，增加患者费用及延长住院时间。

专家点评（邱炳辉，南方医科大学南方医院神经外科）

前颅底严重粉碎性凹陷性骨折、局部骨缺损严重、需手术清除的血肿，无脑疝的前提下应该在有条件的情况下尽早手术，属于可适当允许性延迟的急诊手术。但合并继发性颅脑损伤严重并脑疝，应该急诊手术，去骨瓣减压，同时颅底探查，脑脊液漏修补，颅底重建。

手术切口设计考虑暴露、颅底修补、减压的要求（冠状切口或者额颞顶联合额下入路）。硬膜外联合硬膜下入路：尽可能保留骨膜，额窦打开，黏液去除，用肌浆或骨粉联合生物蛋白胶充填；硬膜外探查，碎骨片摘除，硬膜破口缝合；额下硬膜下探查，重点筛板和平台，破口缝合或用骨膜联合生物蛋白胶间接封闭（最常见硬膜破口在额窦后壁和筛板）。带蒂或游离骨膜瓣覆盖额窦表面或前颅底。不合并减压病例，额骨复位，钛系列固定。术后基于影像学检查行腰椎穿刺或腰大池引流术。鼻腔填塞经口下胃管。

随着神经监护监测和治疗技术不断进步，传统认为需要去骨瓣减压的病例，可以不预防性去骨瓣减压，实施颅高压分层管理，必要时再挽救性去骨瓣减压（继发性损伤不是特别严重、家属理解、神经监护监测到位、随时做好再次减压的准备）。

该病例术前无脑疝临床表现，结合影像学，去骨瓣减压指征不是很明确。如果一期行膜性和骨性重建，避免二期颅骨修补，该病例的整个诊治过程将更完美。

病例 10

【病史】患者，女，45 岁。因"头部外伤后意识障碍进行性加重 3 小时"入院。既往体健。

【体格检查】体温 37.0 ℃，脉搏 85 次/min，呼吸 14 次/min，血压 144/100 mmHg（19.2~13.3 kPa）。神志昏睡，GCS 评分 $E_2V_3M_5=10$ 分。双侧瞳孔等大等圆，直径约 3 mm，对光反射灵敏，右颞部可见约 5 cm 不规则创口，可见脑组织外溢，伴活动性出血，左侧肢体肌力 3 级，右侧肢体肌力正常，四肢肌张力不高，左侧巴氏征阳性，右侧巴氏征未引出。

【辅助检查】头部 CT 示右颞叶脑内血肿，蛛网膜下腔出血，右颞骨粉碎性骨折，右颞叶内见游离碎骨片，右颧弓骨折，右侧乳突积液（图 5-91、图 5-92、图 5-93）。

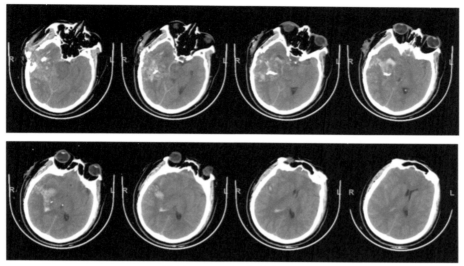

图 5-91 术前头部 CT

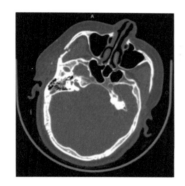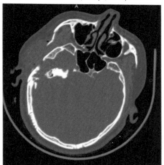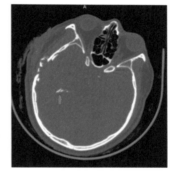

图 5-92 术前颅骨骨窗片（红色箭头指示脑内深部碎骨片）

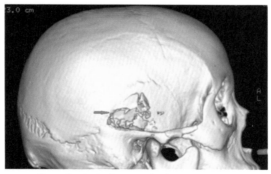

图 5-93 颅骨三维重建片（红色箭头指示颅骨粉碎性骨折）

【入院诊断】开放性颅脑损伤：①右颞叶脑内血肿；②右颞叶深部颅内异物；③创伤性蛛网膜下腔出血；④右颞骨骨折；⑤右侧颧弓骨折。

患者手术指征明确，拟急诊在全身麻醉下行开颅探查颅内血肿清除＋碎骨片清除＋中颅底修复重建＋清创术。

★ 手术策略

拟施手术：开颅，探查颅内多发血肿清除＋碎骨片清除＋中颅底修复重建＋清创术。

已施手术：开颅，探查颅内多发血肿清除＋碎骨片清除＋中颅底修复重建＋清创术。

手术步骤：仰卧位，见右颞部约 5 cm 横行头皮裂口，可见毛发等异物，脑组织外溢，过氧化氢溶液、聚维酮碘、生理盐水冲洗创口，伤口清创，常规消毒并铺无菌巾、单，作右额颞顶部问号形切口，切口下缘与头皮裂伤相连（图 5-94），右颞部 4 cm×6 cm 大小颅骨粉碎性骨折（图 5-95），骨折片刺入脑组织深约 1 cm，右侧乳突气房开放，约 1 cm×1 cm 大小骨质缺损，骨蜡封闭乳突部骨质缺损，聚维酮碘消毒，庆大霉素、生理盐水及过氧化氢溶液等反复冲洗术野，更换手术器械。右颞部硬膜裂口约 3 cm，右颞叶脑挫裂伤严重，开骨瓣约 10 cm×12 cm，小心清除碎骨片，将骨窗咬至颅中窝底，见硬膜下蓝染，硬膜张力高，脑搏动微弱，显微镜下小心清除右颞叶脑挫裂伤坏死失活组织及血凝块约 40 mL，于右颞叶深部 2 cm 处发现约 0.5 cm×1 cm 碎骨片，予以清除，脑组织张力不高，脑搏动良好，检查见骨折线向颅中窝底延伸，多处骨折缝及硬膜裂口，取带蒂颞肌筋膜反转覆盖骨折缝及硬膜裂口，耳脑胶固定（图 5-96、图 5-97），右颞骨粉碎性骨折无法拼接，予以去除，修补硬膜，逐层关颅。

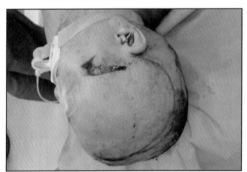

图 5-94 手术切口

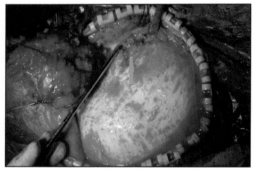

图 5-95 右颞部颅骨粉碎性骨折（绿色箭头指示）

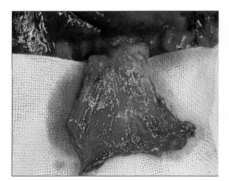

图 5-96 带蒂筋膜瓣

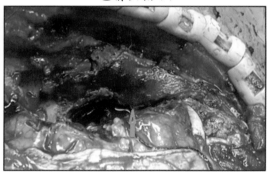

图 5-97 带蒂筋膜瓣修补中颅底（绿色箭头指示）

★ **术后转归**

术后 6 小时：神志昏睡，GCS 评分 $E_2V_3M_5=10$ 分。双侧瞳孔对光反射灵敏，直径约 3 mm，无脑脊液耳漏；复查头部 CT 示脑挫裂伤脑内血肿及碎骨片清除，无迟发出血（图 5 - 98、图 5 - 99、图 5 - 100）。

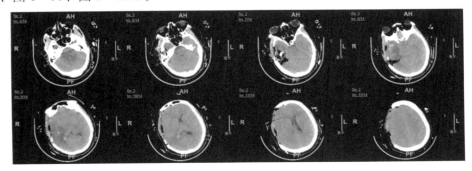

图 5 - 98 术后 6 小时复查 CT

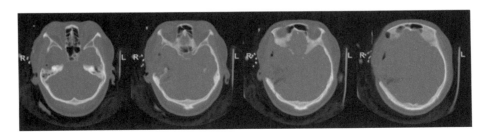

图 5 - 99 术后颅骨骨窗片

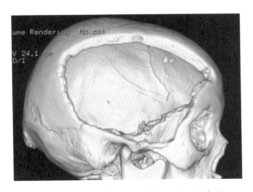

图 5 - 100 术后颅骨三维重建片

术后第 7 天：神志清楚，GCS 评分 $E_4V_5M_6=15$ 分。双侧瞳孔对光反射灵敏，直径约 3 mm，左侧肌力 4 级，无脑脊液漏及颅内感染；复查 CT 示右颞叶脑组织轻度肿胀（图 5 - 101）。

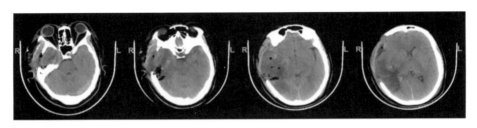

图 5-101 术后第 7 天复查 CT

术后 6 个月：颅骨修补术前，神志清楚，GCS 评分 $E_4V_5M_6=15$ 分。双侧瞳孔对光反射灵敏，直径约 3 mm，四肢肌力、肌张力正常；头部 CT 示脑室无扩大，右颞叶脑软化灶（图 5-102）。颅骨修补术后复查 CT 示脑组织复张良好，术区无积血等（图 5-103、图 5-104）。

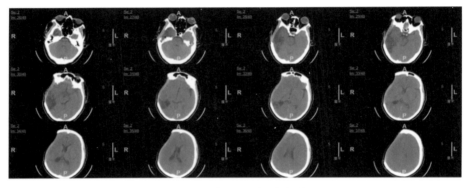

图 5-102 术后 6 个月复查 CT

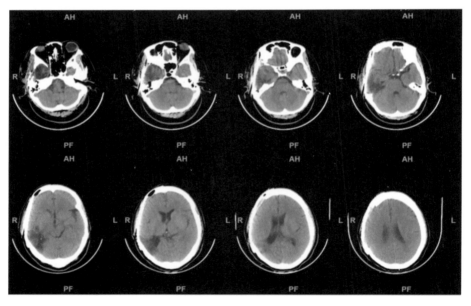

图 5-103 颅骨修补术后复查 CT

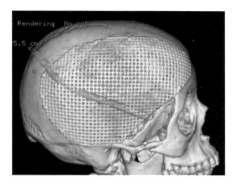

图 5-104 颅骨修补术后三维重建

★ 病例分析

本例患者开放性颅脑损伤并脑组织外溢，右侧颞叶脑挫裂伤并脑内血肿致脑组织受压，环池显示不清，手术指征明确，在清除脑挫裂伤失活组织、脑内血肿及异物的同时对合并中颅底骨折应同期行颅底修复重建。

患者作右额颞顶部问号形切口，切口下缘与头皮挫裂伤口相连，头皮血运良好保留，将皮瓣翻向前下方至中颅底，充分显露右侧颞骨及颅中窝底骨折，并有利于清除血肿及异物，有利于颅底修补材料的留取。脑组织张力高，行阶梯减压以预防急性脑膨出，仔细清除挫裂坏死失活组织及血肿，快速有效降低 ICP 后清除脑内碎骨片，最大限度减少对脑组织的损伤。

乳突开放、术区污染，聚维酮碘消毒，及时使用庆大霉素、生理盐水及过氧化氢溶液等反复冲洗术野，更换手术器械，妥善处理中颅底骨折，减少感染扩散风险。翻转平铺覆盖颅底骨折及硬膜破损区域并使用耳脑胶固定，严密修补中颅底，可以提高颅底修复成功率，减少脑脊液漏机会。

该病例术中使用阶梯减压技术避免了术中急性脑膨出，彻底清创并成功实施带蒂颞肌筋膜颅底修复技术，避免了术后脑脊液漏及颅内感染等发生，成功挽救了患者生命。

专家点评（邱炳辉，南方医科大学南方医院神经外科）

开放性颅脑损伤的手术原则是彻底清创、恢复解剖结构、防止脑脊液漏和感染等并发症、控制 ICP。手术要点是完整修补硬脑膜、整复颅骨；合并颅内高压病理生理机制，去骨瓣减压，解除颅内高压、防止脑疝形成或解除脑疝；切口设计（完整暴露碎骨片、尽可能利用头皮开放切口，考虑头皮血供）、头皮清创；尽力保留可以保留的骨膜，保留可以保留的颅骨；凹陷颅骨周边钻孔，铣刀完整取出骨折片，尽可能保留没有污染、与骨膜仍保持联系的骨折片；硬膜必须缝合或修补；如缺损大，用颞肌筋膜、帽状腱膜、骨膜修补，不建议用人工脑膜；整复后颅骨复位，固定颅骨；合并需去骨瓣减压行标准外伤大骨瓣减压术。

参考文献

[1] 段继新，钟治军，刘渊．创伤性颅内血肿合并严重颅底骨折术中处理体会［J］．中国临床神经外科杂志，2016，21（11）：713－714.

[2] ARCHER J B, SUN H, BONNEY P A, et al. Extensive traumatic anterior skullbase fractures with cerebrospinal fluid leak：classification and repair techniques using combined vascularized tissue flaps［J］. J Neurosurg，2016，124（3）：647－656.

[3] 栾宁，朱丽，徐驰宇．脑脊液鼻漏的定位及修补：附12例报告［J］．中国微创外科杂志，2019，19（12）：1132－1135.

[4] PETERSEN L G, PETERSEN J C, ANDRESEN M, et al. Postural influence on intracranial and cerebral peffusion pressure in ambulatory neurosnrgical patients［J］. Am J Physiol Regul Integr Comp Physiol，2016，310（1）：100－104.

[5] 代垠，肖顺武，张平．创伤性前颅窝粉碎性骨折急诊术中颅底重建［J］．中华创伤杂志，2014，30（5）：411－413.

[6] 王举磊，秦怀洲，张治国．前颅窝底粉碎性骨折一期颅底重建的临床体会［J］．中国临床神经外科杂志，2012，17（7）：385－387.

[7] EOLEHIIAN S A, POTAPOW A A, SEROVA N K, et al. Reconstructive surgery of cranioorbital injuries［J］. Zh Vopr Neirokhir Im N N Burdenko，2011，75（2）：25－39.

[8] 严耀华，沈剑虹，杨柳．前颅底多发性粉碎性骨折伴脑脊液鼻漏的修补方法［J］．中华神经外科杂志，2010，26（12）：1133－1135.

七、术中对侧血肿的处理策略

颅脑损伤特别是重型颅脑损伤病情复杂，可能进展、变化，开颅术中容易出现脑组织张力增高，甚至严重脑膨出，在临床工作中常见。颅内迟发血肿或颅内血肿进展是主要原因之一，尤其是术前 CT 没有反映出来的远离术野的出血，如果不及时发现并处理，将严重影响患者预后。

颅脑损伤术中发生急性脑膨出，其原因主要有急性弥漫性脑肿胀、颅内迟发血肿或颅内血肿进展。急性弥漫性脑肿胀病理基础为瞬间旋转作用及弥漫性损伤所产生脑内剪应力造成的原发性脑损伤，主要累及脑桥蓝斑、中脑网状结构、丘脑、下丘脑等，导致脑血管麻痹、扩张和血容量增加，产生颅内高压。在手术减压后，颅内压急剧下降，脑血管不能及时收缩，反而扩张，脑血流量急剧增加，形成过度灌注综合征，脑体积迅速增加，造成难以控制的急性脑膨出。而术中颅内迟发血肿多因压力填塞效应消除或减轻导致，多表现为对侧迟发性硬膜外或硬膜下血肿、同侧远隔部位硬膜外血肿等，同时压力填塞效应消除或减轻也可导致原有血肿扩大。

　　急性脑膨出是颅脑损伤开颅手术中发生的严重并发症之一，如何预防、及时查明术中急性脑膨出原因并处理成为关键，且具有重要的临床意义。

　　1. 术前详细了解病史、仔细阅片：颅脑损伤机制中减速性损伤既可发生冲击伤，又可发生对冲伤，且较加速性损伤更为广泛和严重；旋转运动损伤使头部沿某一轴线做旋转运动，产生剪切力，易使脑的相关部位受摩擦、牵扯、碰撞、切割等，造成广泛的损伤，这两种情况下患者均易出现术中急性脑膨出。作为术者应详细了解病史，并仔细阅片，从术前影像的蛛丝马迹提前预判，影像学有下列表现者要警惕术中原有血肿扩大或出现迟发血肿可能（图 5-105）：①对侧硬膜下或硬膜外已形成小血肿（A）；②有骨折线存在的对冲伤（B）；③对侧有小的脑挫裂伤或已形成脑内小血肿（C）；④头部 CT 显示中线移位大于 1 cm 者（D）。

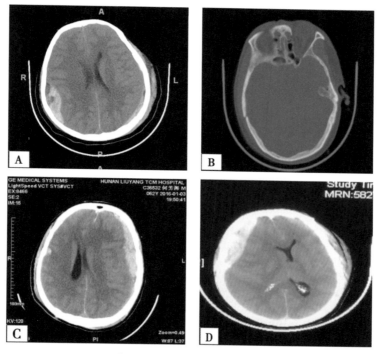

图 5-105　术前影像评估

　　2. 处理策略：术前受伤机制及影像学评估有颅内迟发血肿可能的，签字时提前告知家属，如有必要术中可能行对侧开颅手术。术中采用全头消毒，T 型切口，坚持阶梯减压技术，快速有效减压，颅内压逐级、阶梯式释放，避免颅内压剧烈波动，减轻脑组织移位、硬膜剥离，降低术中急性脑膨出发生风险。术中一旦发生脑膨出，一定要保持冷静，快速做出判断，首先排除颅外因素，如检查头位，是否头颈部扭曲过度，是否有颈静脉回流障碍；询问血压、输液情况，是否输液过多、过快，血压是否明显增高；通知麻醉师检查麻醉机管道，是否存在气道高压及二氧化碳潴留等问题，短暂的过度换气可以起到降低颅内压的作用。

快速判断颅内情况，术中实时超声可以快速了解颅内情况，可以清晰了解脑室系统形态、中线移位情况，是否出现原有血肿扩大或颅内迟发血肿并留取图像资料，计算血肿量，根据血肿大小及位置做相应处理，必要时对侧开颅血肿清除。

病例 11

【病史】患者，男，64 岁。因"外伤后被人发现神志不清 2 小时"入院。具体受伤机制不详，"120"送入医院，呕吐数次，呈非喷射性，呕吐物为胃内容。既往病史不详。

【体格检查】体温 36.5 ℃，脉搏 118 次/min，呼吸 20 次/min，血压 145/96 mmHg（19.3～12.8 kPa）。神志中昏迷，GCS 评分 $E_1V_1M_4=6$ 分。双侧瞳孔直径 3 mm，对光反射消失，眼球活动和视力检查不能配合，右侧额颞顶部可见多处皮肤挫擦伤，右顶部头皮肿胀明显，右侧外耳道内有少量血性液体。颈软，双肺呼吸增粗，腹部未见明显异常，四肢无明显肿胀畸形，刺痛左侧肢体有回缩，右侧肢体无明显活动，肌张力不高，双侧巴氏征未引出。

【辅助检查】头部 CT 提示左侧额颞顶部硬膜下血肿，左侧额叶及双侧颞叶脑挫裂伤灶，蛛网膜下腔出血（图 5-106），右侧颞骨粉碎性骨折累及右侧乳突腔及颅中窝底（图 5-107）。

【入院诊断】重型开放性颅脑损伤：①左侧额颞顶部硬膜下血肿；②左侧额叶及双侧颞叶脑挫裂伤；③创伤性蛛网膜下腔出血；④右侧颞骨骨折；⑤颅底骨折；⑥颅内积气；⑦右顶头皮挫伤。

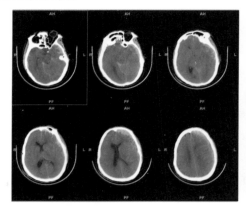

图 5-106 入院头部 CT

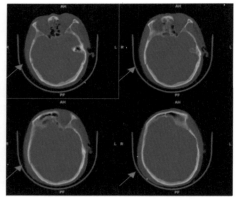

图 5-107 右颞骨骨折

★ 手术策略

拟施手术：开颅，左侧颅内多发血肿清除、去骨瓣减压术。

已施手术：开颅，左侧颅内多发血肿清除、去骨瓣减压术及右侧颅内血肿清除术。

手术及治疗经过：手术切口为双侧 T 型切口（左侧开颅，必要时行对侧开颅，图 5-108）。

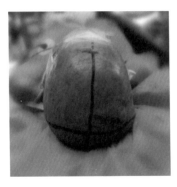
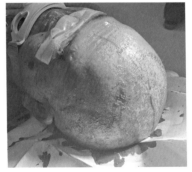

图 5 - 108　双 T 切口　　　　图 5 - 109　全头消毒

全头消毒（图 5 - 109），采用阶梯减压技术，首先在左侧切口线转角处快速切开全层头皮约 10 cm，剥离骨膜，撑开器撑开显露左侧部分颞顶部颅骨，快速钻孔一个，见硬膜蓝染，张力高，尖刀挑开硬膜，暗红色不凝血性液体及血凝块喷出，吸出血性液体及血凝块约 20 mL 减压后，再继续切开剩余切口，常规开颅再次减压，剪开硬膜，见硬膜下大量血凝块，予以清除，见左侧额、颞叶散在脑挫裂伤，术中脑肿胀，张力仍高（图 5 - 110）。

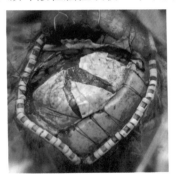

图 5 - 110　左侧开颅血肿清除术后

术中床旁超声检查：涂以耦合剂后套无菌袋严密捆扎，在骨窗范围内行扫描发现右颞顶部较大的迟发硬膜外血肿（图 5 - 111、图 5 - 112）。

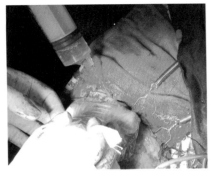
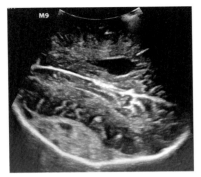

图 5 - 111　术中超声检查　　　图 5 - 112　超声显示右颞顶部硬膜外血肿

将左侧皮瓣复位，简单缝合 4 针后（图 5 - 113），快速向对侧延伸切口（图 5 - 114），显露右侧颞顶部颅骨，见颞顶骨骨折，骨折线向颅中窝延伸，快速于右侧颞顶部钻孔一个，吸出硬膜外血肿 20 mL 减压后，常规开骨瓣，见右侧颞顶部硬膜外血凝块，清除残余血肿约 30 mL（图 5-115）。硬膜张力中等，剪开硬膜探查硬膜下，硬膜下少量血肿，同时右颞叶脑挫裂伤明显并脑内血肿形成，清除右颞叶挫伤失活组织及脑内血肿约 10 mL。

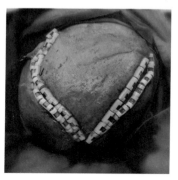

图 5-113 左侧皮瓣复位

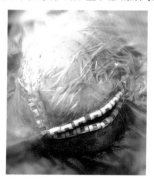

图 5-114 快速对侧延伸切口

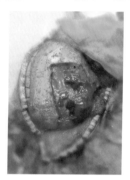

图 5-115 右侧硬膜外血肿

摆正头位，再拆开左侧缝线，检查双侧颅内情况：血肿已清除，无活动性出血，脑组织张力不高（图 5-116）。因左侧脑组织挫裂伤明显，左侧行去大骨瓣减压，右侧骨瓣复位后关颅（图 5-117）。

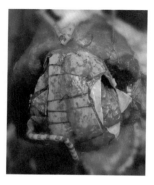

图 5-116 双侧控制检查双
侧颅内情况

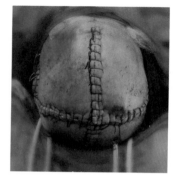

图 5-117 术后切口

★ 术后转归

术后第 1 天：复查头部 CT 提示左侧额颞部硬膜下血肿、右侧颞顶部硬膜外血肿及右颞叶脑挫裂伤基本清除，双侧脑室基本对称，中线居中，骨窗张力不高（图 5 - 118）。

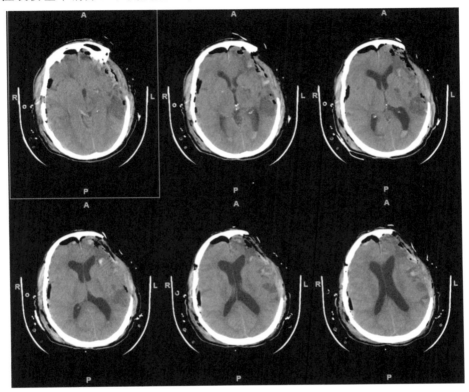

图 5 - 118　术后第 1 天复查 CT

★ 病例分析

本例患者为复杂性创伤性颅内血肿多发并进展型，因车祸外伤入院，术前患者中度昏迷，CT 显示左侧额颞顶部硬膜下血肿，左侧额颞叶散在脑挫裂伤，中线结构明显向右偏移，左侧脑室受压明显，环池消失，左侧开颅手术指征明确。但是患者直接伤在右侧颞部，CT 显示右侧颞骨骨折明显，术中减压后出现对侧迟发血肿或原有血肿扩大可能性大，签字时告知家属术中必要时可能行对侧开颅手术。

术中全头消毒，双侧 T 型切口，全程采用阶梯减压技术减压，左侧血肿清除后脑组织张力仍高，即刻行床旁超声检查，发现右侧颞顶部较大硬膜外血肿，迅速决定行右侧开颅血肿清除，随即将左侧皮瓣复位并简单缝合，切口快速向对侧延伸，并开骨瓣清除右侧颞顶部硬膜外及硬膜下血肿，彻底止血后，再次敞开左侧皮瓣，检查双侧颅内情况无误后关颅。

这种手术处理策略较以往强行关颅后急诊复查 CT，明确血肿后再谈话签字进手术室手术相比，具有以下优势：①此类危重患者多血压低，生命体征不平稳，降低了复查CT途中风险，赢得宝贵时间改善患者预后；②可降低因医患沟通不到位导致的医疗纠纷；③术后双侧检查亦可降低原手术侧迟发血肿的可能，降低去双侧骨瓣的可能。

本例患者术前细致评估伤情、仔细阅读影像学资料，术中实时超声检查，及早发现对侧血肿，并及时处理，明显缩短手术时间，避免强行关颅、仓促复查CT，争取了最佳抢救时间，可明显降低该类患者的死残率。

专家点评（包义君，中国医科大学附属第四医院神经外科）

术中、术后迟发颅内血肿，包括硬膜外血肿、脑挫裂伤血肿进展等，是颅脑外伤后常见情况；术中因为迟发血肿或者弥漫性肿胀而引起的脑膨出，也往往让医师面临紧急情况，需要尽快解决问题，否则可能带来灾难性后果。

术前需要仔细研判术中可能出现的问题，关注患者生命体征及麻醉后相关表现，注意头位摆放，警惕颅外因素引起的颅内压增高，更重要的是仔细分析术中颅脑本身出现的变化，根据膨出的程度不同，可以采取不同的措施。

术中超声有利于发现术区及远隔部位出血，及早解决出血问题；术中要维持血压、保持脑灌注、防止气道压高、防止二氧化碳潴留等。具备条件，术后及早复查CT。一旦术中、术后明确，必要时追加手术清除血肿，或者扩大减压窗或追加减压窗，以解决术中颅内压问题。

具有颅内压监测条件的单位应行颅内压监测，在颅内压监测情况下，进行梯度减压，保证压力缓慢释放，平稳过渡。

本例患者，术中出现迟发性对侧硬膜外血肿，发现脑膨出，及早超声探查发现血肿，并进行有效清除，患者获得良好预后，处理及时有效。仍需注意减压速度，防止快速减压的操作，或许会减少脑膨出的风险。

当然，囿于手术当时的条件限制，各医院以及各位医师可能会面临不同情况，术者也需要根据实际情况妥善处理。

参考文献

［1］钟治军，段继新．梯度减压技术在急性重型颅脑损伤术中的疗效分析［J］．湘南学院学报，2015，17（4）：27-29.

［2］邓人富，林云东．标准大骨瓣减压术与常规骨瓣开颅术治疗重型脑外伤的疗效对比［J］．中国医学创新，2013（18）：105-108.

［3］汤永林．重型脑外伤性脑梗死的相关危险因素研究［J］．中外医学研，2012，10（9）：141-142.

［4］吴京雷，罗明，李乾锋，等．术中超声可提高颅脑损伤患者救治的成功率［J］．实用医学杂志，2016，15：2507-2509.

［5］刘增福，殷尚炯，韩树生，等．改良 T 型切口开颅减压术治疗重型颅脑损伤的临床效果［J］．中国微侵袭神经外科杂志，2015，10：453-455.

［6］钟治军，段继新，于汉昌．重型颅脑损伤开颅术中对侧迟发性血肿的手术治疗［J］．中国临床神经外科杂志，2020，10（25）：715-716.

［7］疏龙飞，蔡桑，赵伟，等．重型颅脑损伤患者开颅术后远隔部位再次手术的相关因素分析［J］．中华神经外科杂志，2017，33（7）：682-686.

［8］吴京雷，罗明，李乾锋，等．术中 B 超在颅脑损伤手术中的运用［J］．中国临床神经外科杂志，2015，20（12）：751-752.

［9］路春雨，王斌，刘晓辉，等．颅脑损伤术后对侧迟发性颅内血肿 83 例分析［J］．中华全科医学，2014，12（10）：1594-1595.

［10］贡伟一，潘天鸿，周金方．颅脑损伤术中急性脑膨出的原因分析及手术策略［J］．临床神经外科杂志，2014，11（3）：223-225.

八、急性颅脑损伤再次开颅手术治疗策略

急性颅脑损伤患者开颅术后出现新发血肿、血肿扩大、严重脑水肿或急性大面积脑梗死等可能需要再次开颅手术的情况，在临床中神经外科医师特别不愿意遇到，却又难以避免，处理起来有一定的难度。

1. 急性颅脑损伤再次手术的常见原因：

（1）颅内血肿扩大或者出现新的血肿：

1）术后术区及周边出现新的血肿：术中挫伤失活脑组织清除不彻底或止血不彻底都可以出现术区及周边新的血肿；术中止血方式错误，如硬膜悬吊后留有较大空腔，硬膜外迟发出血而不能流出，吸收性明胶海绵等止血材料使用不正确，没有准确填压在出血处，或者吸收性明胶海绵整块紧密填压、吸收性明胶海绵下出现出血不能引流出等；术中引流管摆放不正确，术后出现引流管打折、受压、扭曲、堵塞等，引流不通畅，不能有效引流；术后凝血功能异常，或者术前使用抗凝药物，如阿司匹林、氯吡格雷等，都增加患者术后出血的风险。

2）术后远隔部位出现原有血肿扩大或者新的血肿：开颅减压速度过快、术后脱水药物的使用、凝血功能异常及使用抗凝药等导致对侧或幕下等远隔部位出现原有血肿扩大或者新的血肿，对侧或其他部位存在脑挫裂伤、出血或者骨折线者尤其容易出现血肿扩大或新发血肿。

（2）脑水肿加重：挫伤失活脑组织清除不彻底，术后未能有效减压，脑挫裂伤严重，颈内动脉分支，尤其以侧裂区血管、静脉窦损伤，都可以出现术后严重脑水肿。术中、术

后长时间低血压，脑组织灌注严重不足，以及电解质紊乱也可以出现术后严重脑水肿。

（3）急性大面积脑梗死：患者合并严重多发伤，术中、术后大出血，术中、术后血压不稳定，脑组织灌注严重不足以及颈内动脉、侧裂血管等血管损伤，都可以出现术后急性大面积脑梗死。

2. 如何降低颅脑损伤再次手术的发生：

（1）阶梯减压技术的使用：坚持"颅压逐步阶梯式降低、每步快速有效减压"的原则，避免了颅内压的剧烈变动，有利于减轻脑组织的明显移位、硬膜的剥离，脑灌注压的骤升，从而减少术中急性脑膨出，以及术中、术后再出血和大面积脑梗死的发生。

（2）术中操作规范：彻底清除挫伤失活脑组织，术中有效减压，止血方式正确，彻底止血，可以明显降低颅内再出血、严重的脑水肿的发生。

（3）早期预判尤为重要，术中应用彩超或者B超，及时发现颅内血肿扩大或者新发血肿，术中加强对术区及远隔部位血肿早期诊断及处理，降低术后再次手术的可能。

（4）加强围手术期管理：保持引流管通畅，及时纠正凝血功能异常，积极处理多发伤，术中、术后维持血压及内环境稳定。

（5）尽量行持续颅内压监测，术后及时复查头部CT，尽早发现颅内病情变化，尽早手术减压。

3. 手术可能面临的问题及处理技巧：

（1）手术切口的设计：术前仔细阅片，如果患者可能出现对侧或者其他部位血肿，可以优先选择T型切口。T型切口可以根据手术需要进行调整，任意延长，可以暴露整个头部，包括颅后窝，给术者留下了操作空间。

（2）术中脑膨出：严格采用阶梯减压技术，如果是术区及周边部位血肿，应先拆除部分切口及硬膜缝线，吸除部分血肿，待脑组织张力下降后再剪开余下切口及硬膜缝线，可以有效减少术中脑组织膨出的风险。

（3）术后颅内感染及切口愈合不佳：术前尽可能使用抗生素，严格消毒及无菌操作，术后加强抗生素的使用，预防颅内感染。T型切口可以很好地保证头皮的血供，术后积极控制颅内压、加强营养、避免长时间头皮受压，有助于切口愈合。

病例 12

【病史】患者，男，55岁。因"高处坠落伤后神志不清2小时"入院。患者2小时前从 1.7 m 高的架子上坠落致伤头部及全身多处，当即神志不清，呼之言语不清，伴呕吐胃内容物1次，左侧外耳道有少量血性液体流出。

【体格检查】体温 36.5 ℃，脉搏 80 次/min，呼吸 25 次/min，血压 150/85 mmHg（20.0/11.3 kPa）。神志昏睡，GCS 评分 $E_3V_3M_5=11$ 分。双侧瞳孔等大等圆，直径约 3 mm，对光反射灵敏，视力、视野检查不配合，左侧颞部头皮稍肿胀，左侧外耳道有少量血性液体流出，颈软，四肢肌力检查不配合，双侧病理征阴性。

【辅助检查】头部 CT 示左侧颞、顶部硬膜外血肿，右侧颞叶脑挫裂伤，气颅，蛛网膜下腔出血，左侧颞骨、顶骨骨折（图 5-119、图 5-120）

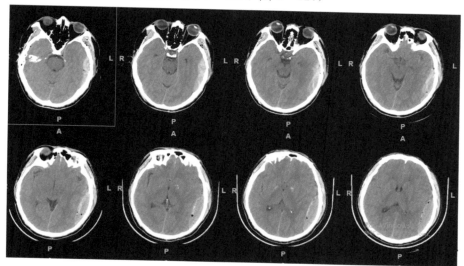

图 5-119　伤后 CT

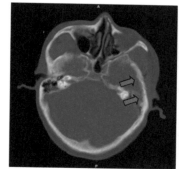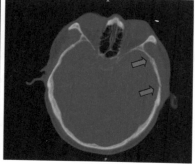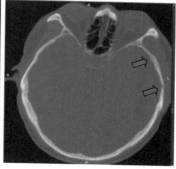

图 5-120　伤后头部 CT 骨窗片（箭头指示颅骨骨折）

【入院诊断】急性开放型颅脑损伤：①左侧颞顶部硬膜外血肿；②右侧颞叶脑挫裂伤；③蛛网膜下腔出血；④左侧颞顶骨骨折；⑤颅底骨折；⑥颅内积气；⑦左侧颞部头皮挫伤。

患者神志昏睡，意识障碍呈进行性加深，CT 可见颅内左侧颞顶部硬膜外血肿，血肿量大于 30 mL，中线右偏，占位效应明显，手术指征明确。

★ 手术策略

手术方式：左侧开颅，颅内多发血肿清除术＋左侧中颅底修复重建术。

手术经过：术中见左颞顶骨骨折并骨折线向中颅底延伸，见硬膜外血肿位于左侧颞顶部，量约 60 mL，予以清除并仔细止血，见左侧中颅底骨折，于硬膜外取带蒂颞肌筋膜修补，再于骨窗周围悬吊硬膜止血，硬膜蓝染，放射状剪开硬膜，清除硬膜下血肿约

10 mL，见脑组织表面散在脑挫裂伤，显微镜下清除左颞叶脑挫裂伤出血及挫伤失活脑组织约 10 mL，术中超声显示无颅内迟发血肿，回纳骨瓣后关颅。

术后 2 小时，患者神志浅昏迷，GCS 评分 $E_1V_TM_5=6T$。双侧瞳孔等大等圆，直径约 2 mm，对光反射迟钝，四肢肌张力不高，肌力检查不配合，复查 CT 示左颞顶部硬膜外血肿基本清除，左额颞部新见硬膜外血肿，左侧脑室明显受压，中线结构向右偏移，右颞叶新见脑挫裂伤（图 5-121）。

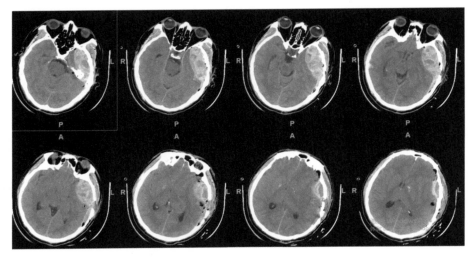

图 5-121　第一次手术后复查头部 CT

考虑患者术后术区周边新发硬膜外血肿，超过 30 mL，左侧脑室明显受压，中线结构向右明显偏移，手术指征明确，再次行左侧开颅血肿清除术＋去骨瓣减压术。

术中所见：沿原切口拆除缝线并向颞部延伸约 4 cm，拆除固定颅骨缝线后，取出原骨瓣，见硬膜张力高，拆除左侧额颞部硬膜悬吊线，吸出硬膜外血肿约 20 mL，硬膜张力下降后向额颞部进一步扩大骨窗，形成一约 12 cm×14 cm 大小骨瓣，见硬膜外血肿位于左侧额颞部，并见较多填塞的吸收性明胶海绵，清除吸收性明胶海绵及血凝块量约 30 mL，继续咬除颞骨，扩大骨窗至颅中窝底，仔细止血，再于骨窗周围悬吊硬膜，见脑组织张力偏高，脑搏动稍弱，去除骨瓣后关颅。

★ 术后转归

再次术后第 1 天：神志浅昏迷，GCS 评分 $E_1V_TM_5=6T$。双侧瞳孔等大等圆，直径约 2 mm，对光反射迟钝，四肢肌张力不高，肌力检查不配合，复查头部 CT 示左额颞硬膜外血肿已基本清除，左颞叶脑挫裂伤（图 5-122）。

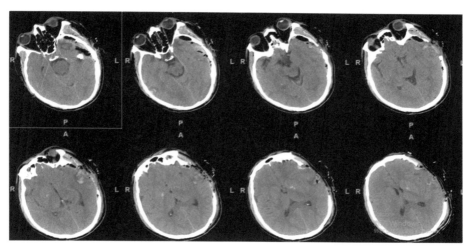

图 5-122 再次术后第 1 天复查头部 CT

再次术后第 3 天：患者神志模糊，GCS 评分 $E_3V_2M_5=10$ 分。双侧瞳孔等大等圆，直径约 2 mm，复查头部 CT 未见新发出血（图 5-123）。

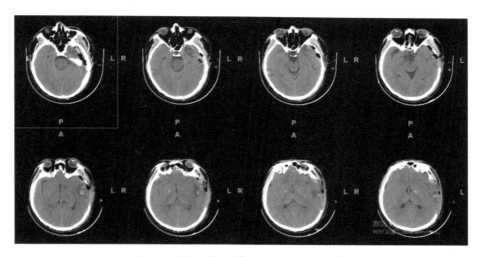

图 5-123 术后第 3 天复查头部 CT

再次术后第 5 天：神志模糊，GCS 评分 $E_3V_2M_5=10$ 分。双侧瞳孔等大等圆，直径约 2 mm，对光反射迟钝，四肢肌张力不高，肌力正常，复查头部 CT 未见颅内迟发出血（图 5-124）。

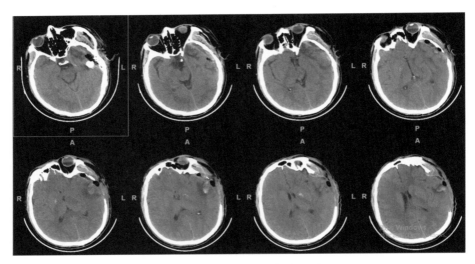

图 5-124 术后第 5 天复查头部 CT

再次术后第 17 天：神志嗜睡，GCS 评分 $E_3V_4M_6=13$ 分。双侧瞳孔等大等圆，直径约 2 mm，对光反射灵敏，四肢肌张力不高，肌力正常，复查头部 CT 无明显脑水肿及硬膜下积液（图 5-125）。

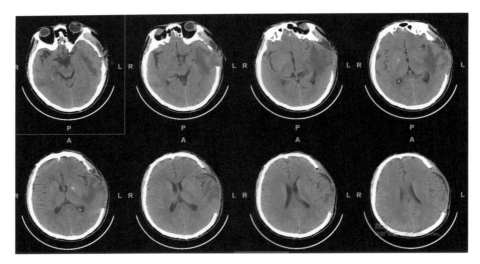

图 5-125 术后第 17 天复查头部 CT

再次术后 4 个月：患者神志清楚，GCS 评分 $E_4V_5M_6=15$ 分。双侧瞳孔等大等圆，直径约 2 mm，对光反射灵敏，四肢肌张力不高，肌力正常，行颅骨修补术，复查头部 CT 示无脑组织及硬膜下积液（图 5-126）。

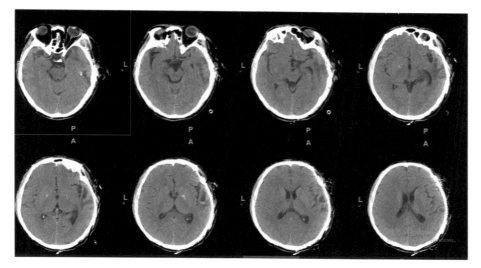

图 5-126　颅骨修补术后复查头部 CT

★ **病例分析**

本例患者为复杂性创伤性颅内血肿多发并进展型，第一次术后复查头部 CT 提示术区周边新发硬膜外血肿，出血原因考虑：①骨瓣偏小，没有充分暴露骨折线。患者第一次手术骨瓣距离中颅底大约 3 cm，颞骨骨折线达中颅底，术后出血原因考虑为骨瓣不够低，骨折线渗血未控制完全。对于硬膜外血肿患者，骨瓣不能只参考术前血肿，应考虑血肿可能扩大的情况（特别是受伤时间短）及骨折线所及的范围，骨瓣应充分暴露血肿，尽量避免于骨瓣外清除血肿。②止血方法不对。术中吸收性明胶海绵没有准确的填压到出血点，导致一直有出血；骨瓣远离颅底，硬膜悬吊后留下较大空腔，没有达到悬吊止血的目的；因硬膜悬吊，骨折线渗血后不能流出，最后形成较大血肿。

再次手术清除部分血肿后，再扩大骨窗清除残余血肿，可以快速减轻血肿对脑组织的压迫，减轻脑组织的损伤。术中扩大骨窗，暴露骨折线，吸收性明胶海绵准确填压止血，无明显渗血后再悬吊硬膜，避免术后再出血。

病例 13

【病史】患者，男，32 岁。因"车祸外伤后神志不清 2 小时"入院。患者 2 小时余前被小车撞倒致头部及全身多处外伤，伤后即神志不清，伴头部及口鼻流血。既往体健。

【体格检查】体温 36.0 ℃，脉搏 130 次/min，呼吸 22 次/min，血压 109/69 mmHg（15.5/9.2 kPa）。神志模糊，GCS 评分 $E_3V_3M_5=11$ 分。双侧瞳孔等大等圆，直径约 3 mm，对光反射灵敏，左顶部及顶正中部分别见长约 8 cm、6 cm 头皮裂伤，并可见顶骨凹陷，颈软，左上臂畸形，四肢肌张力正常，肌力检查不能配合，双侧巴氏征未引出。

【辅助检查】头部 CT 示左侧颞骨骨折，双侧额骨及右侧顶骨凹陷性骨折，左侧额部硬膜外血肿，颈 7 右侧上关节突基底部骨折（图 5-127~图 5-131）。

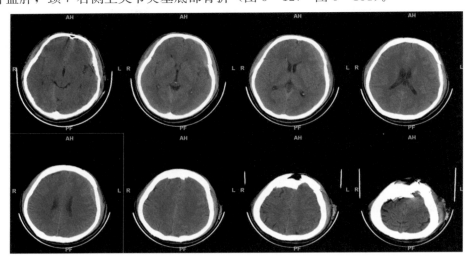

图 5-127　伤后第一次头部 CT

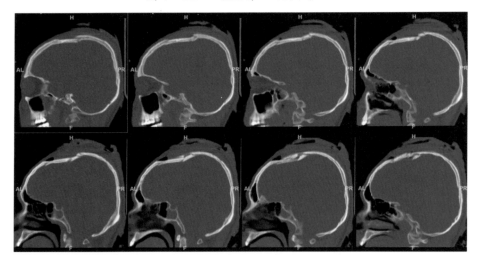

图 5-128　伤后第一次头部 CT 颅骨重建片（矢状位）

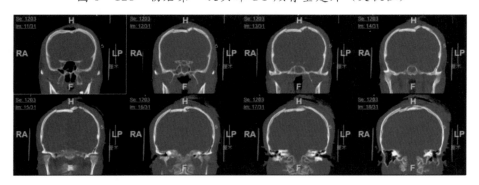

图 5-129　伤后第一次头部 CT 颅骨重建片（冠状位）

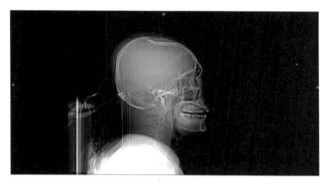

图 5-130 头部 CT 颅骨矢状位片

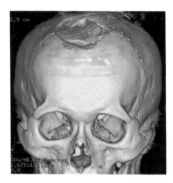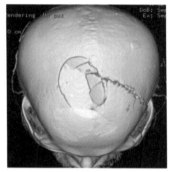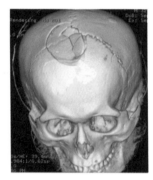

图 5-131 头部 CT 颅骨 3D 重建片

在急诊科完善术前准备后,复查 CT 示左侧额部硬膜外血肿较前进展,左颞部硬膜外血肿无明显变化,左额叶新见多发挫裂伤,右额叶脑挫裂伤可能;左侧颧弓、蝶窦壁见骨折,枕骨、双侧顶骨骨折、左侧颞骨骨折,顶骨凹陷骨折,上矢状窦受压移位(图 5-132～图 5-135)。

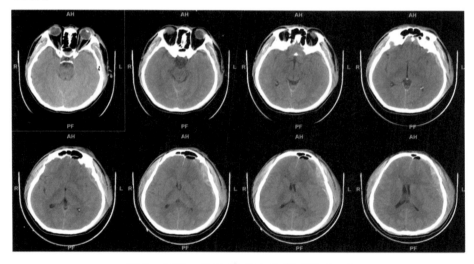

图 5-132 伤后第二次头部 CT(一)

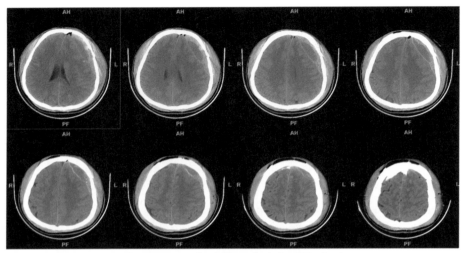

图 5-133　伤后第二次头部 CT（二）

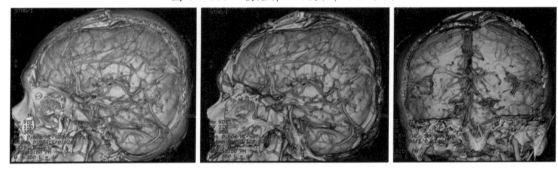

图 5-134　伤后 CTV 重建片（一）

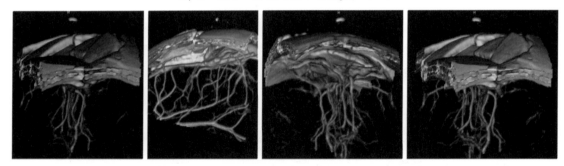

图 5-135　伤后 CTV 重建片（二）

【入院诊断】1. 开放性颅脑损伤：① 左侧额部硬膜外血肿；②双额叶脑挫伤伴脑内血肿；③顶骨粉碎性凹陷性骨折；④左侧颧弓骨折；⑤枕骨骨折，左侧颞骨骨折；⑥颅底骨折；⑦颅内积气；⑧顶部头皮裂伤。

2. 颈 7 椎骨折。

3. 左肱骨骨折。

患者左侧额部硬膜外血肿约 60 mL，占位效应明显，顶骨粉碎性凹陷性骨折，压迫矢状窦，手术指征明确。患者术前血压偏低，心率快，注意维持循环功能稳定，注意全身多发伤。

★ 手术策略

拟施手术：开颅探查，血肿清除术+碎骨片清除术。

已施手术：开颅，颅内血肿清除+碎骨片清除+静脉窦修补+去骨瓣减压术。

手术经过：患者仰卧位，头右偏，取左额颞弧形切口约 10 cm，连接原左颞顶部及额部头皮裂伤伤口，形成"H"形切口，小心分离头皮及颅骨，见额顶骨广泛凹陷性粉碎性骨折，骨折线广泛渗血，骨折线跨越中线及冠状缝，面积约 6 cm×8 cm，矢状窦处最深约 1.3 cm，冠状缝分离约 3 mm，左颞骨线性骨折。颅骨正常处钻孔，沿骨折处与正常颅骨的边缘咬开，游离凹陷性骨折片，暴露游离出骨折瓣前后的矢状窦并分别预留橡皮箍，小心取出游离的小碎骨片，游离的骨折瓣下渗血明显，在硬膜及骨折片之间轻轻地缓慢推入吸收性明胶海绵及脑棉片，将骨折瓣整体推开。矢状窦区有暗红色血性液体涌出，见上矢状窦裂口约 0.5 cm，予吸收性明胶海绵压迫妥善止血，翻转两侧硬膜于矢状窦上并耳脑胶黏合；再于左侧额颞部形成一约 8 cm×10 cm 大小骨瓣，清除硬膜外血肿约 70 mL，硬膜于左侧冠状缝处撕裂，长度约 8 cm，左额叶脑挫裂伤约 10 mL，并硬膜下薄层血肿约 10 mL，清除血肿并彻底止血，扩大修补硬膜，脑组织张力偏高予去除骨瓣。术前及术中患者血压低，由升压药物维持。术中出血约 3000 mL，输悬浮去白红细胞 15.5 U，血浆 1600 mL，冷沉淀 9 U，血小板 1 个治疗量。术后双侧瞳孔直径 2 mm，对光反射消失。

★ 术后转归

术后第 1 天：神志中昏迷，左侧瞳孔直径 5 mm，右侧瞳孔 2 mm，对光反射均消失，骨窗张力中等，肌张力不高，肌力检查不能配合，右侧巴氏征阳性，左侧巴氏征未引出。复查 CT 考虑外伤性脑梗死并梗死后出血、脑干迟发出血可能（图 5-136～图 5-138），有再次开颅减压手术指征，因患者血小板低、凝血功能差，有明确手术禁忌，向家属交代病情，积极纠正凝血功能障碍，待病情允许时再次手术。

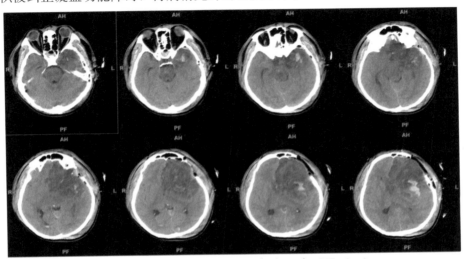

图 5-136 第一次手术后复查头部 CT（一）

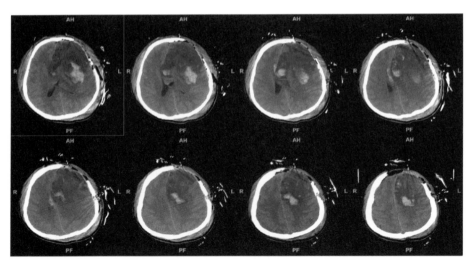

图 5 - 137　第一次手术后复查头部 CT（二）

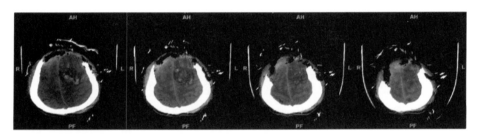

图 5 - 138　第一次手术后复查头部 CT（三）

术后 2 天：神志中昏迷，左侧瞳孔直径 5 mm，右侧瞳孔 2 mm，对光反射均消失，骨窗张力高。急诊行左额顶叶脑挫伤血肿清除＋内减压术＋去骨瓣减压术。

再次手术经过：患者仰卧位，头右偏，头圈固定，剪开左侧额颞顶部原切口缝线，硬膜张力高，首先剪开左额部硬膜约 4 cm，见脑组织向外膨出，小心清除左额部挫伤坏死组织约 30 mL，脑组织张力稍下降，脑搏动较前好转，瓣状剪开硬膜，硬膜下血肿约 10 mL，见左额顶叶脑挫伤明显，脑组织发白，将额极切除行内减压，并将骨窗扩大至 12 cm×14 cm 大小，脑组织张力下降，扩大修补硬膜，关颅。

再次手术后第 1 天：神志中昏迷，GCS 评分 $E_1 V_1 M_4 = 6$ 分。左侧瞳孔直径约 5 mm，右侧瞳孔直径 2 mm，对光反射消失，骨窗张力不高。术后复查 CT 提示脑组织受压明显减轻（图 5 - 139）。

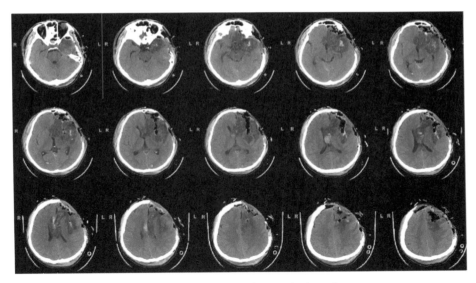

图 5-139　再次术后第 1 天复查头部 CT

再次术后第 8 天：神志中昏迷，GCS 评分 $E_1 V_1 M_4 = 6$ 分。左侧瞳孔直径约 5 mm，右侧瞳孔直径 2 mm，对光反射消失。复查 CT 示脑组织受压明显减轻（图 5-140）。

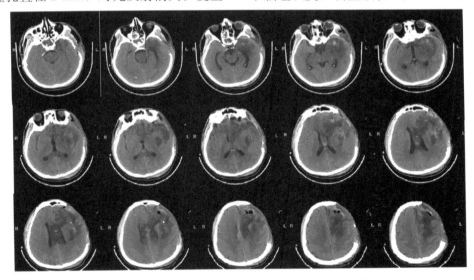

图 5-140　再次手术后第 8 天复查头部 CT

★ 病例分析

根据急诊初查 CT，患者右侧顶骨粉碎性凹陷性骨折并压迫上矢状窦，凹陷深度约 1.3 cm，并左侧额部硬膜外少量血肿，无明显颅高压及肢体瘫痪等体征，暂采取非手术治疗，拟及时复查 CT 及 CTV，明确颅内损伤变化及上矢状窦受压情况，若出现颅内出血明显增加、弥漫性脑肿胀、瘫痪或意识障碍加深等，则考虑急诊手术治疗。

1 小时后复查 CT 显示左侧额部硬膜外血肿明显进展，量约 60 mL，呈活动性出血改变，上矢状窦受压移位，手术指征明确，拟急诊开颅探查血肿清除术＋碎骨片清除术。患者上矢状窦受压移位，左额部硬膜外血肿进展迅速，考虑上矢状窦破裂可能性大，术前备足浓缩红细胞、血浆、冷沉淀、血小板等，以备术中可能大出血。患者术前血压低，心率快，考虑有效循环血容量不足，予适当补液维持循环功能稳定。

为充分显露术区并最大保留皮瓣血运，取左额颞弧形切口连接原左颞顶部及额部头皮裂伤伤口。额顶骨凹陷性骨折跨越中线及冠状缝，考虑上矢状窦破裂，若先清除硬膜外血肿，可能出现矢状窦大出血，因骨瓣阻挡而无法暴露处理矢状窦破口，遂先行处理凹陷性骨折。同样因考虑上矢状窦破裂，未直接清除碎骨片，而是先于凹陷性粉碎性骨折周围钻孔并咬除其周围骨质，游离出凹陷性骨折瓣，暴露游离出骨瓣前后的矢状窦并预留橡皮箍，避免直接去除骨折片导致无法处置的大出血发生，若发生大出血也可以临时结扎矢状窦控制出血。

矢状窦区有暗红色血性液体涌出，证实矢状窦破裂，于游离骨瓣周围向矢状窦方向轻柔置入吸收性明胶海绵压迫矢状窦破口，出血逐渐控制，顺利去除骨瓣后检查见上矢状窦裂口约 0.5 cm，予吸收性明胶海绵压迫妥善，翻转两侧硬膜于矢状窦上并耳脑胶黏合。尽量避免分块取出碎骨片，否则可能加重碎骨片对矢状窦及导静脉的损伤，导致灾难性的大出血，失去手术机会。

妥善处理矢状窦后，再清除硬膜外血肿并修补硬膜撕裂，清除脑挫裂伤、硬膜下血肿，脑组织张力偏高，扩大修补硬膜并去除骨瓣。患者脑挫裂伤严重、矢状窦及导静脉可能损伤严重，术后可能出现严重的脑水肿及大面积脑梗死，术中拟向额、颞扩大骨瓣，去除大骨瓣减压，同时修整取下的额颞骨瓣修复中线部位凹陷性骨折处颅骨缺损，避免因脑组织肿胀压迫矢状窦卡压于骨窗边缘导致静脉回流受阻，但因术中患者失血过多，血压不平稳，未能成功施行。

术后复查 CT，考虑外伤性脑梗死并梗死后出血，脑组织明显受压，有再次开颅减压手术指征，术前输注血小板、冷沉淀等，在尽快纠正凝血功能后再次手术。鉴于脑组织张力高，且左额叶脑挫裂伤明显，为避免敞开硬膜后脑组织广泛膨出，先剪开左额部硬膜，清除左额部挫伤坏死组织，待脑组织张力下降后再瓣状剪开硬膜清除血肿。左额顶叶脑挫伤明显并脑组织发白，可能发生术后脑组织明显肿胀，遂将额极切除行内减压，并将左额颞部骨窗扩大，同时行内、外充分减压。

本病例术前 CT 示额顶骨粉碎性凹陷性骨折严重，矢状窦中 1/3 明显受压，硬膜外血肿迅速进展，均提示矢状窦可能严重受损，术中稍有不慎就可能出现致命性大出血，术中先游离骨折瓣，用吸收性明胶海绵、脑棉片及骨折瓣推离矢状窦，尽可能不增加对矢状窦及导静脉的损伤，避免了术中灾难性大出血。术中考虑到术后大面积脑梗死及严重脑水肿的可能，拟向额、颞扩大骨瓣减压，如果成功实施，可能避免再次手术减压，是本病例处理的遗憾之处。再次手术采用阶梯减压理念，避免了术中脑膨出。

专家点评（赵海康，西安医学院第二附属医院神经外科）

本文通过对急性颅脑损伤术后再手术的病因及发病机制系统分析，提出了围手术期预防急性颅脑损伤手术后非计划再手术的重要策略。通过对两例再手术临床病例充分深入的剖析，印证了围手术期每个环节中每个细节的重要性。术前对影像的仔细研究，手术方案的合理设计制定，正确的手术入路选择直接关系手术成败。术中术区充分有效的显露，术中精准有效的止血，涉及静脉窦区损伤如何保护，术区静脉窦区如何防止医源性损伤，如何控制出血和有效止血，避免出现术中失血过多而被仓促结束手术，都事关手术成败。术中如何运用阶梯式减压，是否去骨瓣减压如何抉择，术后如何观察病情变化并及时正确判断迅速做出有效处理，文中均给予详细介绍。

总之，术前对手术方案精心设计，术中精准操作、合理应用止血技术及技巧，术后精细化管理患者是手术安全成功的重要保障，充分体现了细节决定成败。对于复杂重型颅脑损伤患者，如果进行有创颅内压监测，对于手术时机的选择及有效选择颅内压阶梯管理更具指导价值。作者的经验值得临床借鉴。

参考文献

［1］ 段继新，王承，钟治军. 阶梯减压结合去骨瓣减压术治疗重型创伤性脑损伤的疗效［J］. 中华创伤杂志，2019，35（5）：394 - 399.

［2］ 韩令，段继新，钟治军. 外伤性脑内血肿开颅清除术后术区再出血二次手术处理体会［J］. 中国临床神经外科杂志，2018，23（4）：262 - 263.

［3］ 段继新，石磊，钟治军. T型切口在复杂颅脑损伤急诊开颅术中的应用［J］. 中国临床神经外科杂志，2019，24（9）：535 - 536.

［4］ 段继新，王承，钟治军. 重型创伤性颅脑损伤患者术后外伤性脑梗死的危险因素分析［J］. 中华创伤杂志，2019，35（1）：57 - 61.

［5］ 钟治军，段继新. 梯度减压技术在急性重型颅脑损伤术的疗效分析［J］. 湘南学院学报（医学版），2015，17（4）：27 - 29.

［6］ 段继新，石磊，钟治军. 双侧平衡控制阶梯减压术治疗双侧外伤性颅内多发血肿 52 例［J］. 中国临床神经外科杂志，2019，24（3）：165 - 166.

［7］ 路春雨，王斌，刘晓辉. 颅脑损伤术后对侧迟发性颅内血肿 83 例分析［J］. 中华全科医学，2014，12（10）：1594 - 1595.

［8］ 冯爱平，王文，杜陈. 颅脑外伤去大骨瓣减压术后迟发性颅内血肿的风险模型构建及对预后的影响［J］. 川北医学院学报，2021，36（12）：1625 - 1629.

［9］ 陈鹏，张清涛，周玮. 颅脑创伤患者术中对冲侧血肿清除后颞顶叶着力侧血肿增加的多因素分析 ［J］. 第三军医大学学报，2019，41（22）：2205－2211.

［10］ ŽIVKOVIÉ V，CVETKOVIÉ D，OBRADOVIÉ D，et al. Mechanism of brain swelling in cases of brain evisceration due to catastrophic cranioce-rebral injury：an autopsy study ［J］. Forensic Sci Med Pathol，2020，16（1）：107－112.

［11］ PEREIRA R D S，SILVA J R D，GUERRA R C，et al. Management of an unusual blow-ln orbital roof fracture associated an lntracranial hematoma ［J］. J Craniofac Surg，2021，32（1）：e101－e102.

［12］ 张重功，魏原勇，翟秀文. 外伤性迟发性颅内血肿 26 例临床分析 ［J］. 山西医药杂志，2019，48（7）：837－839.

［13］ 谢彬，王洪正，王帅凯. 重型颅脑损伤致严重凝血功能异常患者的危险因素分析 ［J］. 广东医学，2017，38（2）：42－43.

［14］ 刘光辉，王富喜，郭鑫. 重型颅脑损伤患者开颅术后发生迟发性颅内血肿的危险因素分析 ［J］. 临床医学，2019，16（1）：10.

第六章　复杂性创伤性颅内血肿手术治疗病例分享

病例 1

【病史】患者，男，48 岁，建筑工地工人。因"被发现神志不清 4 小时"急诊入院，具体受伤机制不清。既往体健。

【体格检查】体温 36.0 ℃，脉搏 58 次/min，呼吸 22 次/min，血压 113/98 mmHg（15.1/13.1 kPa）。神志中昏迷，GCS 评分 $E_1 V_1 M_4 = 6$ 分。右侧瞳孔直径约 3 mm，左侧瞳孔直径约 5 mm，对光反射均消失，右侧外耳道及口鼻腔可见血迹，无活动性出血，颈软，四肢肌张力不高，肌力检查不合作。

【辅助检查】急诊 CT 显示双侧额叶、颞叶多发脑挫裂伤，右侧颞顶部及左侧枕部硬膜外血肿，左侧额部硬膜下血肿，双侧颞骨及枕骨骨折并乳突积血、颅内积气，蝶骨骨折（图 6-1～图 6-3）。

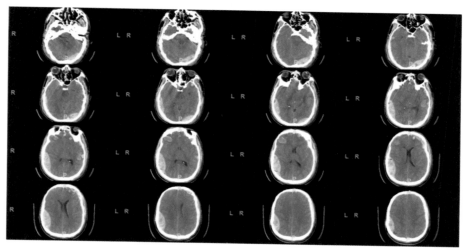

图 6-1　急诊 CT 显示双侧额颞顶枕部多发血肿

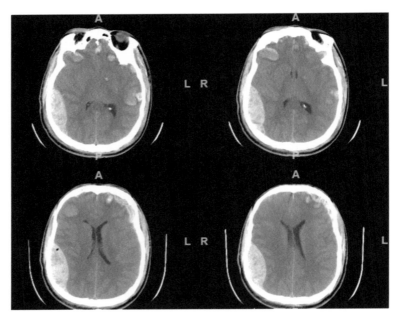

图 6-2 急诊 CT 显示双侧额颞顶部多发血肿

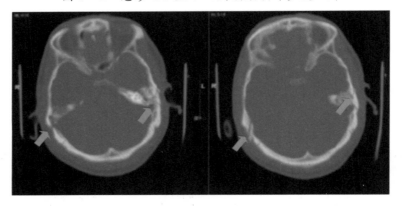

图 6-3 CT 示双侧颞骨及枕骨骨折（红色箭头所示）

【入院诊断】重型开放性颅脑损伤：①双侧额叶、颞叶多发脑挫裂伤；②右侧颞顶部及左侧枕部硬膜外血肿；③左侧额部硬膜下血肿；④双侧颞骨及枕部骨折并乳突积血、蝶骨骨折；⑤颅内积气。

★ 手术策略

手术方式：右侧额颞顶部开颅颅内血肿清除术、右颞顶枕部开颅硬膜外血肿清除术、右侧颅中窝修复重建术、左侧额颞顶部开颅颅内血肿清除＋去骨瓣减压术、左侧枕部硬膜外血肿清除术。

手术经过：患者取仰卧位，头托固定，行全头部消毒，取双侧 T 型切口（图 6-4～图 6-6）。先于右侧顶结节处切口切开 10 cm，与中线垂直相交，剥离右侧颞顶枕部皮瓣，显露右侧颞顶骨，快速钻孔一个，吸出硬膜外血肿约 20 mL（图 6-7）。

沿矢状线作一从额部至枕部枕骨粗隆的纵行切口，于左侧顶结节处延伸切口至左侧耳屏前 1 cm 处（图 6 - 8）。去左侧额颞顶部骨瓣，见左侧额颞顶部硬膜张力极高，脑搏动微弱，硬膜完整、发蓝（图 6 - 9）。按阶梯减压原则，先后在左额部、左颞底距颅底骨窗缘 1 cm，弧形剪开硬膜 3～4 cm，清除左额、颞叶挫伤失活脑组织及脑内血肿 50 mL，硬膜张力下降，剪开硬膜，清除硬膜下血肿 30 mL，脑组织张力进一步下降。

　　再将右侧颞枕部皮瓣向后翻开，右侧额颞顶部皮瓣向前翻开，显露右侧额颞顶枕部颅骨，见右颞枕骨多处骨折，向颅中窝底延伸，去除右侧额颞骨瓣和右侧顶枕骨瓣（图 6 - 10）。清除硬膜外血肿 30 mL，剪开硬膜，清除硬膜下血肿及额颞叶挫伤失活脑组织及脑内血肿 20 mL，脑组织张力进一步下降，骨瓣回纳，切口部分间断缝合。将切口沿中线向枕部延长，分离左侧枕部肌皮瓣，取左枕骨瓣，清除硬膜外血肿 30 mL，幕下钻孔、扩大骨窗，清除硬膜外血肿 5 mL，彻底止血（切口设计及骨瓣术后颅骨三维 CT 模拟图，见图 6 - 11、图 6 - 12）。

　　检查双侧额颞顶、右侧顶枕、左侧枕部见术野无明显活动性出血，脑搏动尚可，张力中等偏低，右侧颅中窝骨折处有多处硬膜撕裂，取带蒂颞肌筋膜 3 cm×4 cm 覆盖，并予耳脑胶固定，回纳右侧两个骨瓣、左侧枕部骨瓣，去左侧额颞顶大骨瓣。术后患者生命体征平稳，双侧瞳孔回缩，对光反射迟钝。

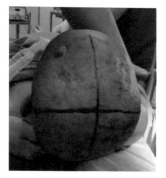
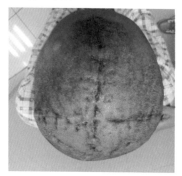
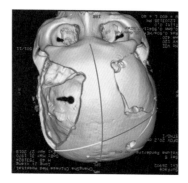

图 6 - 4　术中设计切口　　　图 6 - 5　拆线后切口　　　图 6 - 6　颅骨三维模拟切口

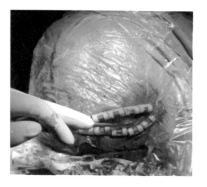
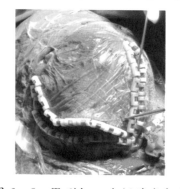

图 6 - 7　右侧顶结节处切口　　　图 6 - 8　T 型切口左侧前半部分

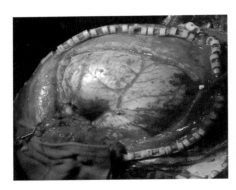

图 6-9　左侧额颞顶部骨窗

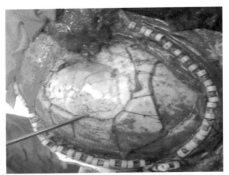

图 6-10　右侧额颞骨瓣和右侧顶枕骨瓣

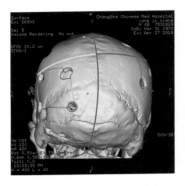

图 6-11　颅骨三维模拟 T 型切口后半部分

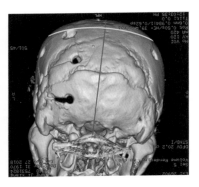

图 6-12　颅骨三维模拟 T 型切口后半部分

★ 术后转归

术后第 2 天：患者神志浅昏迷，GCS 评分 $E_1V_1M_5$＝7 分。双侧瞳孔等大等圆，直径约 3 mm，对光反射灵敏，复查 CT 显示颅内各部位血肿均清除，环池及脑干显示清晰，左颞叶术区深部迟发血肿，但无手术指征（图 6-13、图 6-14）。

术后 2 周：患者一直无脑脊液漏，神志模糊，GCS 评分 $E_3V_2M_6$＝11 分。CT 复查示颅内无新发出血（图 6-15、图 6-16）。

术后 1 个月：神志清楚，部分运动性失语，四肢肌力 5 级，CT 复查示颅内出血已吸收（图 6-17）。

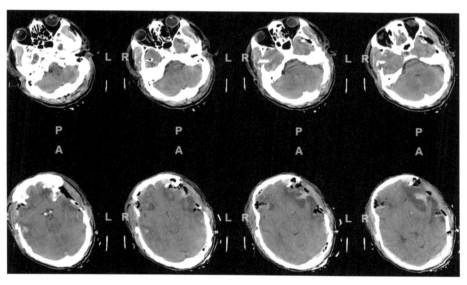

图 6-13　术后第 2 天复查 CT 显示颅内各部位血肿均清除（一）

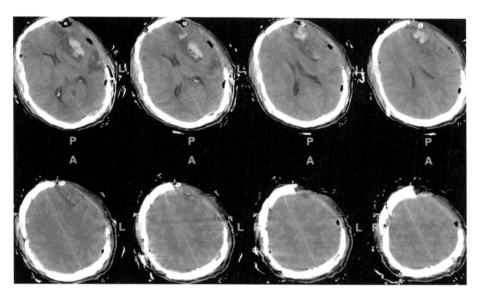

图 6-14　术后第 2 天复查 CT 显示颅内各部位血肿均清除（二）

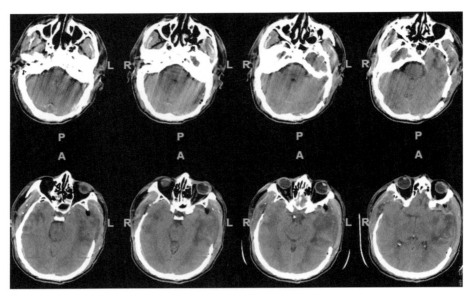

图 6-15　术后 2 周复查 CT（一）

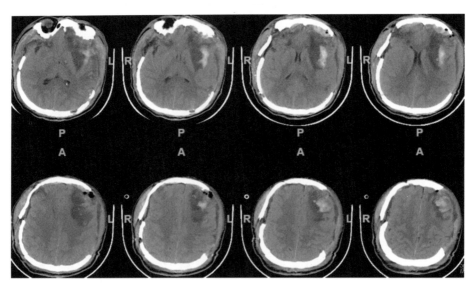

图 6-16　术后 2 周复查 CT（二）

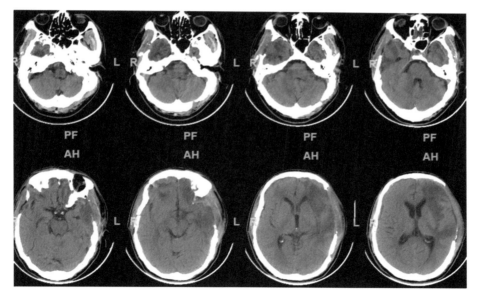

图 6-17 术后 1 个月复查 CT

★ 病例分析

本病例为典型的复杂性创伤性颅内血肿（多发型），颅内双侧多发血肿，双侧从前至后均有血肿，血肿分布自额部至颅后窝，既有硬膜外、硬膜下，也有脑挫裂伤及脑内血肿，每个部位的血肿量并不是特别多，虽然没有明显的中线偏移，但是神志中昏迷，左侧瞳孔散大，环池、鞍上池显示不清，整体颅压高，手术指征明确。但是如果按照常规术式，各个部位血肿单独清除，将可能出现清除一个部位血肿，而其他部位血肿马上增加，导致中线结构反复移位摆动，后续的手术将变得非常被动。

手术将面临诸多挑战和困难：怎么变被动为主动？怎样做到多个血肿都同步彻底清除并充分减压？手术切口怎么设计？先做哪一侧、哪一个部位血肿？枕部及颅后窝血肿是否能同时处理？术中是否会急性脑膨出？术后是否会出现再出血？这是值得我们术前充分考虑的。

我们术中采用双侧 T 型切口的设计，充分发挥 T 型切口灵活多变、显露范围广等特点，向前至双侧额极，向后延伸至颅后窝，向下至双侧颅中窝，使双侧额、颞、顶、枕部各个部位的挫裂伤、出血及颅中窝底骨折线都很好的暴露，做到一次手术清除双侧、前后多个部位血肿，同时带蒂颞肌筋膜膜性修复颅中窝底，避免术后脑脊液漏及颅内感染的发生。

同时术中严格应用阶梯减压及双侧控制技术，先右侧颞顶部钻孔，清除部分硬膜外血肿，降低幕上的压力，再左侧开颅，符合"快速有效减压"的阶梯减压理念。一次手术开4 个骨瓣，1 个骨窗，彻底清除双侧幕上、幕下多个部位血肿，最后检查双侧多个骨窗处颅内情况，有效避免了术中因一个部位或一侧减压后导致的填塞效应消除带来的再出血及脑膨出，同时也达到了彻底减压及彻底止血的目的，降低了术后再次手术的可能。术中回纳右侧额颞顶、右侧顶枕、左侧枕部 3 个骨瓣，仅去除左侧额颞顶部大骨瓣减压，尽可能地保留骨瓣，避免了双侧去大骨瓣的不利后果，也降低了颅骨修补的费用。

本病例巧妙的灵活运用 T 型切口，很好地结合阶梯减压技术及双侧控制技术，既做到术中充分显露并一次手术清除双侧多个部位血肿，又能保证各皮瓣血运良好、尽可能地保留骨瓣和尽可能小的手术打击，还降低了术后迟发出血及再次手术的可能。

专家点评（江荣才，天津医科大学总医院神经外科）

脑外伤最困难的手术之一就是患者颅内有多灶血肿，且都有手术指征。本例患者既有脑挫裂伤，又有硬膜外血肿，还有硬膜下血肿，且分散在双侧颅内。术者根据这种情况，巧妙设计 T 字形头皮切口，为患者后续通过该切口形成 4 个骨瓣打下了良好基础。术者还运用了术中优先处理不稳定血肿（右颞顶枕），并牢记阶梯减压原则，及时解除可能最先导致脑疝的左侧硬膜下血肿，为后续治疗赢得时间和空间，最后患者预后良好，是一例精彩又成功的复杂颅脑损伤手术病例。

实际上，该 T 型切口还可以变通为从前额沿中线到枕部的 L 型或者反 L 型切口，这样对那些早期没有硬膜外血肿，术后才确诊发生迟发硬膜外血肿的患者，也可以很容易地延长切口成 T 形实施补救手术。

这种沿中线的皮肤切口并没有体现在多种版本的神经外科教科书中，但它在临床实践中具有较高实用价值，是神经外科一线医师根据患者实际特点而做的创新性手术切口设计，值得我们熟悉并掌握它，以备不时之需。

病例 2

【病史】患者，女，24 岁。因"车祸致伤头部，神志障碍进行性加重 4 小时"入院，伴恶心呕吐数次，呕吐物为胃内容物。既往体健。

【体格检查】体温 37.7 ℃，脉搏 67 次/min，呼吸 18 次/min，血压 130/90 mmHg（17.3/12.0 kPa）。神志浅昏迷，GCS 评分 $E_1 V_2 M_5 = 8$ 分。双侧瞳孔等大等圆，直径约 3 mm，对光反射迟钝，右侧外耳道有血性液体持续流出，右侧颞顶部软组织青紫肿胀，颈软，双上肢对疼痛刺激可定位，肌张力不高，四肢肌力检查不配合，双侧巴氏征未引出。

【辅助检查】头部 CT 示右颞部硬膜外血肿，左额颞部硬膜下血肿，左额、颞叶脑挫裂伤，右颞骨、枕骨骨折并乳突积血，颅底骨折并颅内积气，蝶窦积血（图 6-18～图 6-20）。

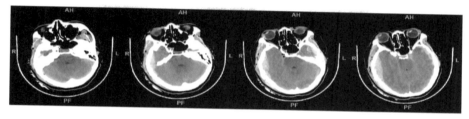

图 6-18　CT 示环池显示不清

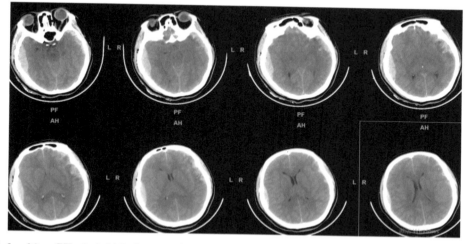

图 6-19　CT 示右侧颞部硬膜外血肿、左侧额颞部硬膜下血肿、额颞叶脑挫裂伤

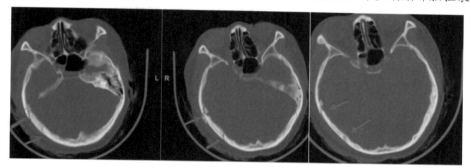

图 6-20　CT 示右侧颞骨、枕骨骨折

【入院诊断】重型开放性颅脑损伤：①左额颞叶脑挫裂伤、左额颞部硬膜下血肿；②右颞部硬膜外血肿；③右颞骨、枕骨骨折，颅底骨折；④颅内积气。

患者右侧硬膜外血肿量约 30 mL，左侧额颞部硬膜下血肿厚度约 10 mm，左侧额颞叶脑挫裂伤，环池、鞍上池、侧裂池及三脑室消失，双侧侧脑室受压明显，意识障碍进行性加重，急诊双侧开颅手术指征明确。

★ 手术策略

手术方式：双侧开颅，颅内多发血肿清除＋右侧中颅窝修复重建术。

手术经过：患者取仰卧位，标记双侧额颞顶部 T 型切口；全头消毒，先取右侧 T 型切口，切开头皮，钻孔，释放硬膜外血肿约 20 mL 减压，再开颅，见右侧颞骨骨折，骨折线向右侧中颅底延伸，骨折线渗血，形成右额颞顶部骨瓣约 10 cm×12 cm，清除右侧颞顶部硬膜外血肿约 30 mL，骨折线向颅中窝底延伸，见硬膜下蓝染，剪开硬膜，清除硬膜下血肿约 10 mL，悬吊硬膜。

取左侧额颞顶部 T 型切口，形成左侧额颞顶部骨瓣约 12 cm×15 cm，见硬膜下蓝染、张力高，脑搏动弱，距左颞底部骨缘 1 cm 剪开硬膜 4 cm，清除硬膜下血肿约 20 mL，清除左颞叶挫伤失活组织及血肿约 30 mL，脑组织张力下降，瓣状剪开硬膜，清除硬膜下血肿约 20 mL，清除左额叶挫伤失活组织及血肿约 10 mL，悬吊硬膜。

右侧颅中窝底骨折明显，伴有多处硬膜撕裂，取带蒂颞肌筋膜修复颅中窝底。再同时检查双侧术区无活动性出血，脑组织张力不高，脑搏动良好，扩大修补双侧硬膜，右侧骨瓣碎裂，予 2 枚两孔钛片拼接，回纳双侧骨瓣，丝线固定，逐层关颅。

★ 术后转归

术后第 1 天：患者生命体征平稳，神志模糊，GCS 评分 $E_2V_2M_5=9$ 分。双侧瞳孔等大等圆，直径约 2 mm，对光反射迟钝。复查头部 CT 示双侧血肿清除（图 6-21～图 6-23）。

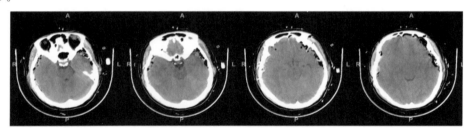

图 6-21 术后第 1 天复查 CT 环池清楚

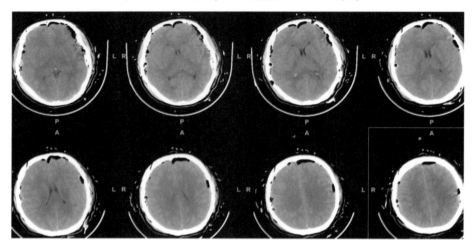

图 6-22 术后第 1 天复查 CT 双侧血肿清除，无迟发出血

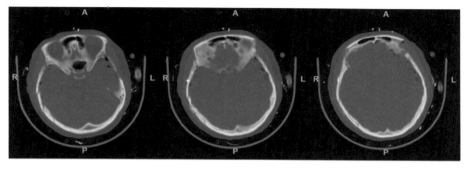

图 6-23　术后第 1 天骨窗片

术后 4 周：患者无脑脊液漏，神志清楚，语言流利，GCS 评分 $E_4 V_5 M_6 = 15$ 分。双侧瞳孔等大等圆，直径约 2 mm，对光反射灵敏，四肢活动自如，复查 CT 示无硬膜下积液及新发血肿（图 6-24）。

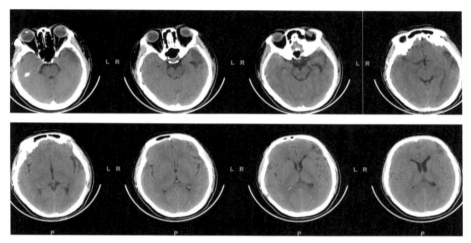

图 6-24　术后 4 周复查 CT

★ 病例分析

患者为典型的复杂性创伤性颅内血肿（多发型），双侧血肿均需手术，所以取双 T 型切口。考虑到以右侧硬膜外血肿占位效应为主，且硬膜外血肿继续增加可能性最大，手术易于清除，遂先右侧开颅清除右侧血肿及挫伤失活脑组织，并行颅底骨折修复，再左侧开颅清除血肿及挫伤失活脑组织。术前无脑疝，根据术中双侧脑组织张力不高，脑搏动良好，故放回双侧骨瓣丝线固定，取浮动骨瓣，如果术后脑组织肿胀可释放部分空间，减轻术后颅内高压，同时避免了再次行颅骨修补手术。

术中所见双侧血肿均较术前 CT 增多，说明病情在加重，也证实选择双侧开颅手术的必要性。患者右侧颅底骨折严重，右侧脑脊液耳漏明显，术中用带蒂筋膜修补，效果确切，减少了术后脑脊液漏及颅内感染风险。

本例患者术中联合运用了双侧 T 型切口、阶梯减压技术、双侧控制技术及带蒂筋膜颅底修复重建技术，行双侧大骨瓣开颅，既有效清除了血肿减压、修复颅中窝，又很好地保留了皮瓣血运，降低了术后脑脊液漏、再出血及再次手术的可能。

专家点评（刘伟明，首都医科大学附属北京天坛医院神经外科）

这是一个很成功的抢救病例，把一个颅内压高的重型 TBI 患者，在 4 周后变成了 GCS 15 分，转危为安。有很多经验可以总结借鉴，但同时也提出了很多需要仔细思考和回答的问题。

1. 如何判断颅压和手术必要性：目前主流研究，提示医师临床观察结合头部 CT 检查决策，和依照颅压监测结果干预在临床预后没有明显差异。这也说明了医师的经验和仔细观察病情的重要性。GCS 评分下降，生命体征、瞳孔光反应等的细微变化，在一个有责任心的神经外科医师看来，都是有临床意义的，都是临床决策的重要依据。这个患者就能看到意识进行性下降，双瞳孔对光反应迟钝，积极地进行了手术，术中所见证实了术前判断，颅内压力很高，这个病例手术时机把握很及时。

目前手术适应证在各医院是有差异的，临床上也有判断为应该手术的患者，各种原因没有手术，最终"熬过"了颅内高压阶段。虽然这可以丰富我们的认识和经验，也会给我们带来困惑，因此若能明确手术指征，以避免延误治疗或过度治疗。目前依照颅内压指标制订手术指征相对容易掌握（标准也不统一），依照 CT 和临床症状的标准很难统一标准，怎么把大家的经验变成可以推广的指南，还是要花费很多功夫的。

2. 手术降低颅内压的方式：创伤性脑损伤急性期的治疗，主要是针对颅内高压的。一般采用阶梯序惯治疗，手术是最后手段。手术以去除骨瓣为主要手段，不刻意清理挫伤的脑组织以保护脑功能；也可以清除血肿和脑挫裂伤，回纳骨瓣，减少二期修补。似乎都有道理，目前存在争论。这里面有一个评判标准的问题，这个标准应该是患者的最终预后，哪种方式能改善患者的生活质量和神经功能，而不是"患者顺利出院"，评价预后应该在治疗 6 个月或 12 个月以后。可惜，这方面能提供的高等级证据不多，这也是我国脑创伤专家要回答的问题，要通过严格的方法学来验证。

对于漂浮回纳骨瓣，在我国的应用已久，国际同行也有采用，主要是在医疗资源相对匮乏地区，特别是近年来印度同行尽量推广，但国际主流并没有推崇。如何把咱们经验推广，以国际通用语言讲咱们自己的故事，还需要我们思考。

总之，我们的经验很多，治疗效果很好，要用有效的方法学验证，提炼出好的临床实践指南，我们有优势，有无限可能，应该为世界做出我们的贡献，中国故事，世界标准，让我们共同努力。

【病例 3】

【病史】患者，男，28 岁。因"高处摔伤后神志不清 2 小时"入院。既往体健。

【体格检查】体温 36.0 ℃，脉搏 63 次/min，呼吸 19 次/min，血压 135/98 mmHg（18.0/13.1 kPa）。神志深昏迷，GCS 评分 $E_1 V_1 M_1 = 3$ 分。右侧瞳孔散大，直径 6 mm，左侧瞳孔直径 3 mm，对光反射均消失，双侧巴氏征未引出。

【辅助检查】头部 CT 示右侧额颞枕部硬膜下血肿，右颞叶脑挫裂伤，蛛网膜下腔出血，左侧颞顶骨骨折（图 6-25～图 6-28）。

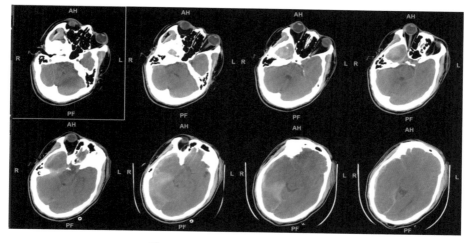

图 6-25　伤后头部 CT（一）

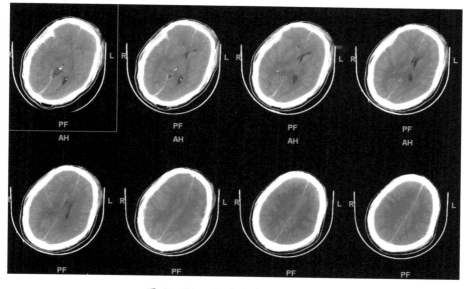

图 6-26　伤后头部 CT（二）

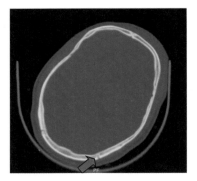

图 6-27　骨窗片，箭头指示骨折

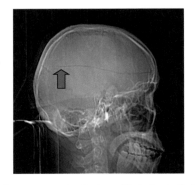

图 6-28　定位片，箭头指示骨折

【入院诊断】 特重型闭合性颅脑损伤：①右侧额颞枕部硬膜下血肿；②右颞叶脑挫裂伤；③脑疝；④左侧颞顶骨骨折。

★ 手术策略

患者右侧额颞枕部硬膜下血肿厚约 10 mm，且合并脑挫裂伤脑内血肿，右侧侧脑室受压明显，环池、鞍上池消失，中线左偏约 8 mm，右侧瞳孔散大，脑疝形成，手术指征明确。

拟行右侧开颅阶梯减压技术下血肿清除，患者左侧颞顶骨骨折线明显，警惕迟发硬膜外血肿可能，全头消毒，提前设计双侧 T 型切口，若术中发现脑组织张力高，则行术中彩超，如果左侧迟发性血肿有手术指征，直接开颅清除血肿。

拟施手术：右侧颅内多发血肿清除＋去骨瓣减压术。

已施手术：右侧颅内多发血肿清除＋右侧去骨瓣减压＋左侧开颅血肿清除术。

手术经过：患者仰卧位，标记双侧额颞顶部 T 型切口，全头消毒，头左偏，取右侧 T 型切口，长约 30 cm，切开颞顶部切口线转角处头皮长约 10 cm，根据 CT 所提示硬膜下血肿最厚部位附近钻孔，见硬膜蓝染，张力极高，尖刀"十"字形挑开硬膜，见暗红色不凝血性液体及血凝块喷出（图 6-29），释放血性液体及血凝块约 30 mL 后减压。

切开剩余部分切口头皮，去除骨瓣约 12 cm×15 cm，硬膜张力极高，硬膜蓝染，脑搏动消失。根据 CT 片提示右侧颞叶血肿占位效应较额叶明显，距右侧颞底部骨窗缘约 1 cm，平行于骨缘切开硬膜约 4 cm（图 6-30），见右颞叶脑挫裂伤明显，清除坏死失活脑组织及血肿约 20 mL，脑组织张力较前下降，脑搏动较前恢复。再以相同方法剪开右侧额底部硬膜（图 6-31），清除挫伤失活脑组织及血肿约 20 mL；脑组织张力逐步增高，脑组织逐渐膨出于骨窗。

立即行术中彩超显示左侧顶部巨大硬膜外血肿（图 6-32），间断缝合右侧颞部切口，头右偏，切开预设左侧 T 型切口 10 cm，根据超声所示硬膜外血肿最厚部位钻孔，清除硬膜外血肿约 30 mL，右侧额颞顶骨窗表面张力明显下降，切开左侧剩余切口，显露左侧额颞顶骨，见左侧颞顶骨骨折（图 6-33），形成左侧额颞顶骨瓣约 5 cm×9 cm，清除硬膜外血肿约 70 mL（图 6-34），见脑膜中动脉破裂出血，彻底止血。再次打开右侧，瓣状剪开硬膜，清除硬膜下血肿约 40 mL，见脑组织张力不高，脑搏动良好，检查无活动性出血，去除右侧骨瓣，回纳左侧骨瓣，双侧同时关颅。术后双侧瞳孔直径 3 mm，对光反射消失。

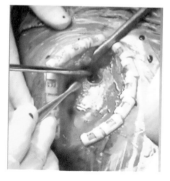

图 6-29　快速减压

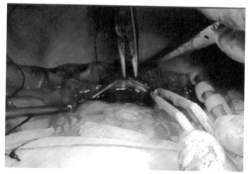

图 6-30　剪开右颞部硬膜

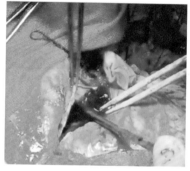

图 6-31　清除右额叶血肿

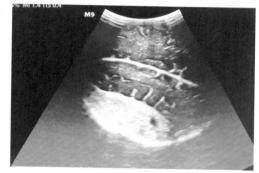

图 6-32　术中彩超

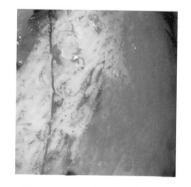

图 6-33　左颞顶骨骨折

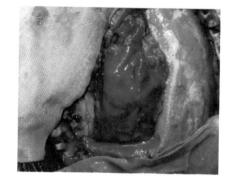

图 6-34　左侧颞顶硬膜外血肿

★ 术后转归

术后第 1 天：患者神志浅昏迷，GCS 评分 $E_1V_1M_5 = 7$ 分。双瞳孔直径 2 mm，对光反射消失。复查头部 CT：右侧额颞枕部硬膜下血肿及左侧颞顶硬膜外血肿已清除，环池清楚，中线居中，无迟发出血（图 6-35、图 6-36）。

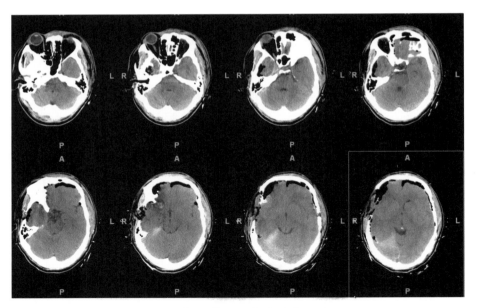

图 6-35　术后第 1 天复查头部 CT（一）

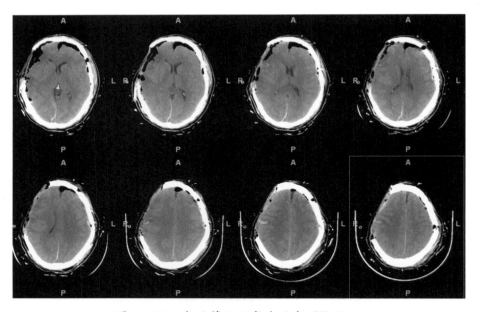

图 6-36　术后第 1 天复查头部 CT（二）

术后第 7 天：患者神志昏睡，GCS 评分 $E_2V_2M_5=9$ 分，双侧瞳孔直径约 3 mm，对光反射灵敏，复查头部 CT 示中线居中，无迟发出血，右侧颞部硬膜下少量积液（图 6-37）。

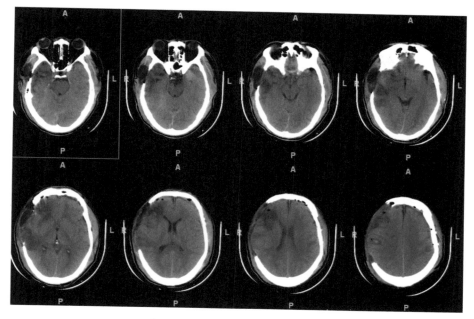

图 6-37　术后第 7 天复查 CT

术后第 15 天：患者神志清楚，语言流利，GCS 评分 $E_4 V_5 M_6 = 15$ 分，四肢肌力肌张力正常，活动自如，复查头部 CT 示中线居中，无迟发出血，右侧颞部硬膜下积液稍有增加（图 6-38）。

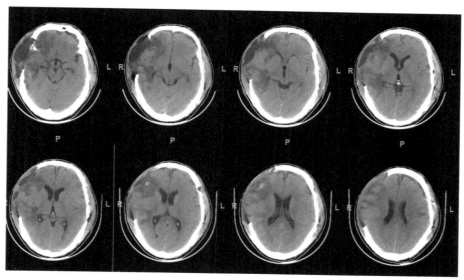

图 6-38　术后第 15 天复查 CT

★ 病例分析

本病例为复杂性创伤性颅内血肿（多发并进展型），CT 示右侧额颞枕硬膜下血肿、右颞叶脑挫裂伤并脑疝，手术指征明确。术前仔细阅片，左侧颞顶骨骨折线明显，术前预判

复杂性创伤性颅内血肿手术治疗策略

术中、术后可能出现对侧迟发硬膜外血肿，术前谈话强调术中有可能行对侧开颅，选择双侧 T 型切口，提前设计可能出现的对侧迟发血肿手术需要的切口。术中全头消毒，做好双侧开颅准备，对侧需开颅手术时，不需要关颅、再次消毒、铺单等，为患者尽快手术减压节省时间。

术中先行右侧开颅，术中严格应用阶梯减压技术，清除右侧硬膜下血肿、脑内血肿及挫伤失活脑组织，血肿清除彻底，但是术中脑组织逐渐膨出，按术前设计的方案，立即行彩超明确为对侧颞顶硬膜外血肿所致，无须关颅，无须复查头部 CT，直接切开预留切口，清除对侧硬膜外血肿。最后检查双侧术区，确定双侧无活动性出血后，结合患者右侧瞳孔散大、右侧脑挫裂伤严重，去除右侧骨瓣，双侧同时关颅。

本病例术前充分预判，做好对侧开颅准备，术中虽然严格应用阶梯减压技术，但是仍然出现对侧巨大硬膜外血肿，按照术前拟定的手术策略，直接打开对侧予以快速清除，为患者及时手术赢得宝贵的时间，为患者成功救治抓住稍瞬即逝的机会。

专家点评（栾永昕，吉林大学第一医院神经外科）

重型、特重型颅脑损伤患者的病死率及致残率都非常高，如何提高此类患者的生存质量是我们面临的难题和挑战。

这是个特重型颅脑损伤患者，术前 GCS 为 3 分，脑疝，头部 CT 示颅内多发损伤，手术指征明确，对术中及术后可能发生的不良事件有充分的预判及预案，手术采取"标记双侧额颞顶部 T 型切口"，T 型切口一个优势就是可以很方便暴露并处理对侧病变，术中应用阶梯减压技术，其可以达到适应性再灌注的目的，可有效防止因填塞效应减弱或消失引起的血管损伤、板障出血或硬膜剥离，减少或避免迟发血肿及其可能引起的术中急性脑膨出，尽管术中发生了脑膨出，但恰当、及时的应用超声明确了原因，并在术前充分准备基础上果断对侧开颅。术中应用超声准确定位、定性，为患者及时手术赢得了宝贵的时间。

患者从深昏迷状态到基本完全康复，治疗措施运用行当，救治效果满意。此类患者可考虑应用颅内压监测等多模态监护手段，更利于术后精准、精细化管理。

病例 4

【病史】患者，女，50 岁。因"车祸外伤后神志不清 2 小时"入院。既往体健。

【体格检查】神志深昏迷，GCS 评分 $E_1 V_1 M_2 = 4$ 分。双侧瞳孔散大，瞳孔直径约 6 mm，对光反射消失，双眼睑青紫肿胀，左侧外耳道流血，四肢肌张力正常，肌力检查不配合，双侧巴氏征未引出。

【辅助检查】头部CT示右额颞顶叶及左额叶脑挫伤，右顶部硬膜下出血，蛛网膜下腔出血，左颞骨骨折，左额骨骨折，左眼眶上壁骨折，左侧中耳乳突积液，颅内积气（图6-39、图6-40）。

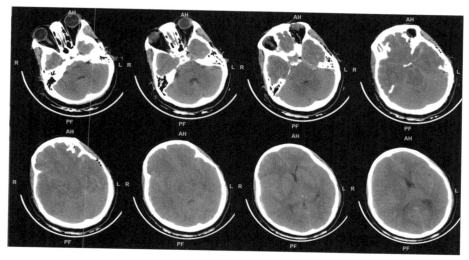

图6-39 伤后CT示右额颞顶叶及左额叶脑挫伤

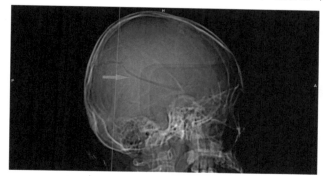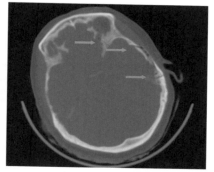

图6-40 伤后CT骨窗片示左颞骨骨折，左额骨骨折

【入院诊断】特重型开放性颅脑损伤：①右顶部急性硬膜下血肿；②右额颞顶叶及左额叶脑挫伤；③脑疝；④原发性脑干损伤；⑤创伤性蛛网膜下腔出血；⑥左额骨骨折、左颞骨骨折；⑦颅底骨折。

★ 手术策略

拟施手术：开颅，右侧颅内血肿清除＋去骨瓣减压术。

已施手术：双侧开颅，血肿清除＋左侧颅中窝修复重建＋右侧去骨瓣减压术。

手术经过：全头部消毒、取双侧T型切口，先于右侧颞顶部转折处切开头皮，钻孔，挑开硬膜，释放硬膜下血肿约20 mL减压，再切开右侧额颞顶部T形剩余切口，钻孔，去除骨瓣，见硬膜蓝染，张力高，距右侧颞底骨窗缘约1 cm，平行于骨窗缘切开硬膜约4 cm，显微镜下快速清除右颞叶挫伤失活脑组织及脑内血肿约20 mL，硬膜张力明显下降，放射状剪开硬膜，清除硬膜下血肿约 50 mL，见脑组织张力不高，脑搏动较前恢复，悬吊硬膜。彻底止血，见脑组织明显向外膨出，立即行术中彩超，发现对侧颞顶枕部硬膜外血肿，最厚处达 3.5 cm，予以间断缝合右侧颞部头皮。

将切口向左侧颞顶部延长，钻孔，清除硬膜外血肿 30 mL 减压，再延长额顶部正中切口至枕部，形成左侧额颞顶部 T 型切口，术中见左侧颞顶枕骨粉碎性骨折，骨折线往颅中窝底延伸，骨折线渗血明显，伴有硬膜撕裂，形成骨瓣约 10 cm×12 cm，进一步清除残余硬膜外血肿约 40 mL，探查并清除硬膜下血肿约 30 mL，见左额颞顶叶广泛发红，脑组织张力不高，彻底止血，取带蒂颞肌筋膜及肌肉组织修补左侧中颅底；再拆除右侧皮瓣缝线，检查双侧术区无明显活动性出血，考虑患者术前双侧瞳孔散大，予以切除双侧部分颞肌，去除右侧骨瓣，回纳左侧骨瓣，常规关颅。术后患者双侧瞳孔不等大，左侧直径 3 mm，右侧直径约 2 mm，对光反射消失。

★ 术后转归

术后第 2 天：患者神志浅昏迷，GCS 评分 $E_1V_1M_5 = 7$ 分，双侧瞳孔不等大等圆，左侧直径 3 mm，右侧直径约 2 mm，对光反射迟钝，四肢肌张力高，肌力检查不合作，双侧巴氏征未引出。复查 CT 示双侧血肿基本清除，未见明显迟发颅内血肿（图 6 - 41）。

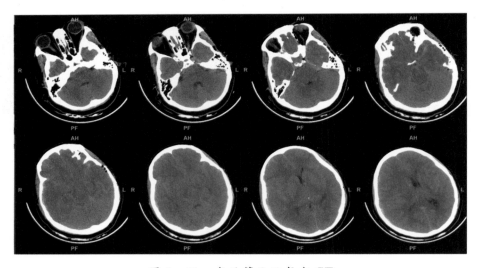

图 6 - 41 术后第 2 天复查 CT

术后 1 周：患者神志浅昏迷，GCS 评分 $E_1V_1M_5 = 7$ 分，双侧瞳孔不等大等圆，左侧直径 3 mm，右侧直径约 2 mm，对光反射迟钝，四肢肌张力高，肌力检查不合作，双侧巴氏征未引出。复查 CT 示右额颞顶叶及左颞叶脑挫裂伤出血灶较前有所吸收，环池清晰，无新发出血及创伤性脑梗死（图 6 - 42）。

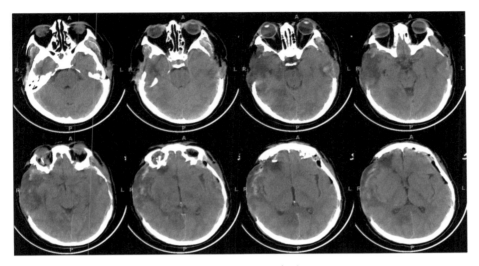

图 6-42 术后 1 周复查 CT

　　术后 1 个月：神志模糊，GCS 评分 $E_3V_2M_5 = 10$ 分。双侧瞳孔不等大等圆，左侧直径 3 mm，右侧直径 2 mm，瞳孔对光反射迟钝，四肢肌张力稍高，肌力检查欠配合，双侧巴氏征未引出。头部 CT 复查示呈术后改变，右侧颅骨缺损，无明显脑积水（图 6-43）。

　　术后 3 个月余：患者神志转为清楚，言语欠流利。双侧瞳孔等大等圆，直径约 3 mm，瞳孔对光反射灵敏，左上肢肌力 4 级，左下肢肌力 4 级，左上肢肌张力高，左下肢肌张力基本正常，右侧肢体肌力、肌张力基本正常，头部 CT 复查示右侧颅骨缺损，去骨瓣窗稍凹陷（图 6-44）。

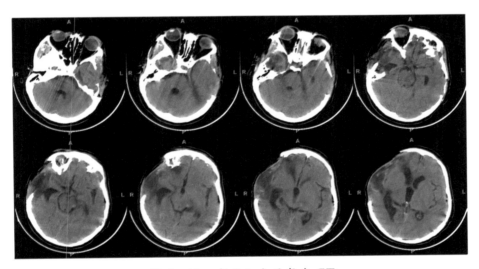

图 6-43 术后 1 个月复查 CT

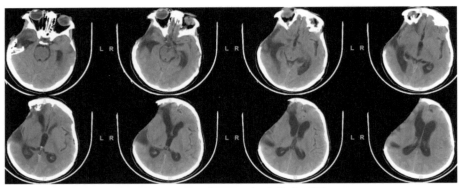

图 6-44 术后 3 个月复查 CT

★ 病例分析

本例患者因车祸外伤入院，神志深昏迷，双侧瞳孔散大，CT 提示右额颞顶叶、左额叶等多发脑挫伤伴右顶部硬膜下血肿，中线明显左偏，手术指征明确，急诊行右侧额颞顶部开颅血肿清除术。但患者左侧颞骨骨折，双侧均有多发脑挫裂伤，术中对侧血肿可能扩大或者出现新的血肿，术前谈话明确告诉家属可能对侧开颅，备彩超，术中采用双 T 型切口，全头消毒，为术中需要对侧开颅手术提前做好准备。该患者右侧开颅后脑膨出明显，术中彩超证实左侧颞顶硬膜外血肿，最厚处达 3.5 cm，有手术指征，直接将切口向对侧及枕部延长，顺利将左侧颞顶枕部硬膜外及硬膜下血肿清除，充分体现了 T 型切口的灵活性，也为患者救治赢得宝贵的时间。

术中严格应用阶梯减压技术，坚持快速有效减压，并应用双侧控制技术，同时双侧术区挫伤失活脑组织及血肿是否彻底清除、有无活动性出血等，结合 CT 及术中情况，仅去除右侧骨瓣，既有效降低了术后迟发出血的概率，又可以避免双侧去骨瓣。术中见颅中窝骨折，用带蒂颞肌筋膜一期进行修补，避免了术后脑脊液漏及颅内感染的发生。

本病例术中很好的应用了阶梯减压技术、双侧控制技术、带蒂筋膜颅底修复技术，充分发挥了 T 型切口及术中彩超的优势，是本例特重型双侧瞳孔散大患者成功救治的关键。

专家点评（杨理坤，解放军联勤保障部第九〇四医院神经外科）

这是一个成功的特重型颅脑外伤的救治案例。此例的救治过程呈现出术者团队在严重颅脑外伤救治过程中的时效性和准确性。术前对于对冲性脑损伤这一损伤特性的正确认识、T 形皮肤切口能快速显露双侧术区的特性以及术中超声的应用都能显著地提高严重颅脑外伤手术的安全性。使用梯度减压代替传统快速减压，更接近高颅压患者减压的生理需求，也能在一定程度上提高手术的整体安全性。

术中是否还纳骨瓣以及如何还纳骨瓣经常存在争议，但只有术者能根据术中具体情况平衡好术后继发损伤程度和过度减压的关系，对特定条件下术者的决定应予以尊重。有学者在术中颅内压监测的情况下，模拟还纳骨瓣的过程，以此推测是否还纳骨瓣的做法值得推荐。

病例 5

【病史】患者，男，57 岁。因"高处摔伤后神志不清 2 小时"入院。患者 2 小时前不慎从约 3 m 高处摔下，伤后当时无昏迷，躁动不安，半小时后昏迷，伴右侧外耳道、鼻腔及口腔流血，小便失禁。既往体健。

【体格检查】体温 36.5 ℃，脉搏 118 次/min，呼吸 20 次/min，血压 96/65 mmHg（12.8/8.7 kPa）。神志深昏迷，GCS 评分 $E_1 V_1 M_2 = 4$ 分。双侧瞳孔散大，直径约 6 mm，对光反射消失，右侧外耳道流血，颈软，双下肺可闻及湿啰音，四肢肌力检查不合作，肌张力不高，双侧巴氏征未引出。

【辅助检查】头、胸、腹部 CT 示左侧额颞顶部硬膜下血肿，蛛网膜下腔出血，颅内积气（图 6-44），枕骨、右侧顶骨及右侧颞骨多发骨折，颅底多发骨折（图 6-45）；右肩胛骨粉碎性骨折；双侧胸腔积液，双侧肋骨多发骨折；胸腰椎多发横突骨折，腰 2 椎体爆裂性骨折等（图 6-46～图 6-48）。

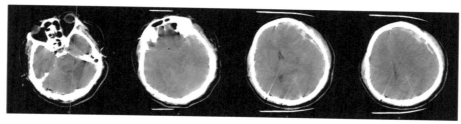

图 6-44 伤后头部 CT

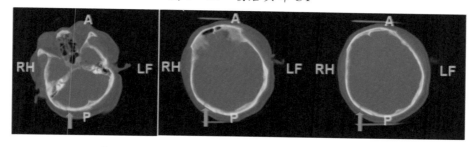

图 6-45 伤后骨窗片：红色箭头指示颅骨骨折

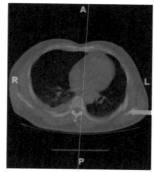 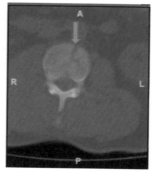 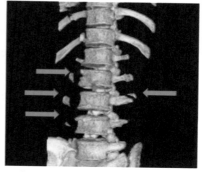

图 6-46 肋骨骨折　　图 6-47 腰 2 椎体爆裂骨折　　图 6-48 胸腰椎多发横突骨折（红色箭头指示骨折）

【入院诊断】1. 特重型开放性颅脑损伤：①左侧额颞顶部硬膜下血肿；②蛛网膜下腔出血；③脑疝；④枕骨、右侧顶骨及右侧颞骨骨折。

2. 双侧肋骨多发骨折、双侧胸腔积液。

3. 腰 2 椎体爆裂性骨折。

4. 胸腰椎多发横突骨折。

★ 手术策略

拟施手术：开颅，左侧颅内多发血肿清除+去骨瓣减压术。

已施手术：双侧开颅，多发血肿清除+双侧去骨瓣减压术。

手术经过：患者仰卧位，取左额颞顶部 T 型切口，阶梯减压技术开颅，先于左顶部钻一孔，缓慢释放血性液体及血凝块约 50 mL 减压，再去除骨瓣约 12 cm×15 cm，硬膜张力极高，硬膜蓝染，脑搏动消失。根据术前 CT，先清除左额叶挫伤失活脑组织及血肿约 20 mL，脑组织张力下降不明显，再清除左侧颞叶挫伤失活脑组织及血肿约 15 mL，脑组织张力下降，瓣状剪开硬膜，清除硬膜下血肿约 40 mL。脑组织逐渐膨出，术中彩超示右侧顶枕部跨横窦硬膜外血肿，厚度约 3.5 cm，量约 50 mL（图 6-49）；右侧胸腔积液明显增加。患者血压低，升压药物维持血压，去除骨瓣关颅。急诊行右侧开胸探查+右肺下叶破裂修补+右侧多发肋骨骨折开放复位内固定术，术中见右侧胸腔积血约 3400 mL，右肺下叶裂伤，后纵隔血肿。

行开胸术后循环功能好转，患者血压维持在 90/60 mmHg（12.0/8.0 kPa）左右，再行右侧顶枕部硬膜外血肿清除术，左侧卧位，取右侧颞顶枕部 T 型切口，显露右侧颞顶枕骨及颅后窝，右侧顶枕骨骨折明显，形成右侧颞顶枕骨瓣约 8 cm×10 cm，清除硬膜外血肿约 60 mL；颅后窝骨窗约 3 cm×2 cm，清除硬膜外血肿约 5 mL。脑组织张力下降，因顶枕骨骨折骨瓣碎裂不能回纳，关颅。术毕升压药物维持血压，双侧瞳孔等大等圆，直径约 3 mm，对光反射消失。

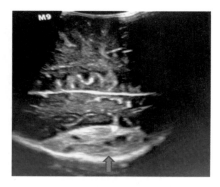

图 6-49　术中彩超：红色箭头指示右侧迟发硬膜外血肿

★ 术后转归

术后 10 小时：患者神志浅昏迷，GCS 评分 $E_1V_1M_5$＝7 分。双侧瞳孔等大等圆，直径约 2 mm，对光反射迟钝。静脉泵入去甲肾上腺素维持血压稳定，输注浓缩红细胞、血小板、冷沉淀、新鲜冰冻血浆纠正贫血及凝血功能异常。

术后第 3 天：复查头、胸部 CT 显示双侧血肿清除，左侧枕叶脑梗死，双侧胸腔少量积液，无气胸（图 6-50～图 6-52）。

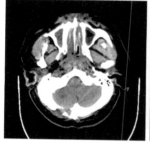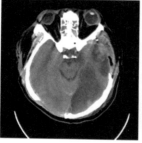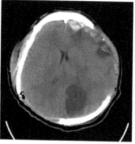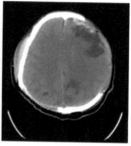

图 6-50　术后第 3 天复查头部 CT

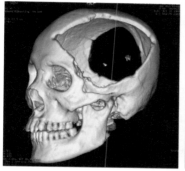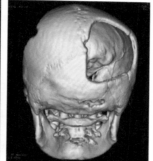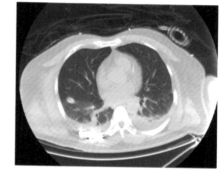

图 6-51　术后颅骨三维　　　　　　　　　图 6-52　开胸术后

术后第 8 天：患者神志模糊，遵嘱握手，GCS 评分 $E_3V_TM_6$＝9T。双侧瞳孔等大等圆，直径 3 mm，对光反射灵敏，四肢活动自如。复查 CT 无迟发出血（图 6-53）。

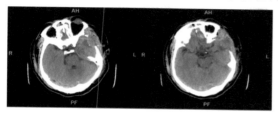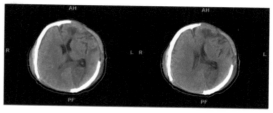

图 6-53　术后第 8 天复查 CT

术后第 15 天：患者神志嗜睡，GCS 评分 $E_3V_5M_6$＝14 分。双侧瞳孔等大等圆，直径 3 mm，对光反射灵敏，四肢活动自如。复查 CT 示无迟发出血，脑肿胀减轻，脑室轻度扩大（图 6-54）。

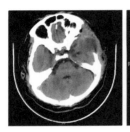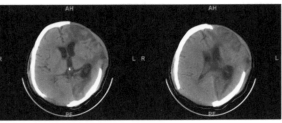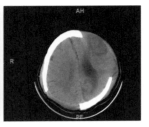

图 6-54　术后第 15 天复查 CT

术后第 30 天：患者神志清楚，GCS 评分 $E_4V_5M_6=15$ 分。双侧瞳孔等大等圆，直径 3 mm，对光反射灵敏，四肢活动自如。复查 CT 示脑室轻度扩大，无进行性加重（图 6-55）。

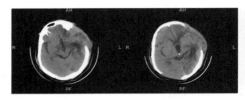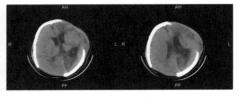

图 6-55　术后第 30 天复查 CT

术后 6 个月：患者神志清楚，GCS 评分 $E_4V_5M_6=15$ 分。双侧瞳孔等大等圆，直径 3 mm，对光反射灵敏，颅神经无明显异常，四肢活动自如。复查 CT 示脑室轻度扩大（图 6-56）。行双侧颅骨修补术，术后复查显示术区无积血及积气，脑室扩大无进展（图 6-57、图 6-58）。

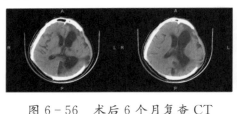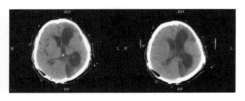

图 6-56　术后 6 个月复查 CT　　　图 6-57　颅骨修补术后复查 CT

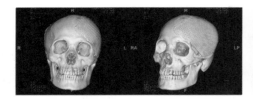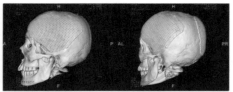

图 6-58　颅骨修补术后三维

★ 病例分析

患者术前 CT 显示左侧硬膜下血肿，手术指征明确，枕骨、右侧顶颞骨多发骨折，行左侧开颅，术中、术后极可能出现右侧颞顶枕硬膜外血肿，所以选择左侧 T 型切口，既可以做到左侧术区标准大骨瓣，有效暴露、充分减压，又可以为可能出现的迟发血肿再次手术切口的选择留有足够空间。

术中先采用左侧额颞顶部 T 型切口，阶梯减压技术，清除左侧硬膜下及脑挫裂伤出血，血肿清除彻底，未出现恶性脑膨出。术前 CT 示左侧额叶占位效应明显，所以术中先清除左侧额叶血肿及挫伤失活脑组织，再清除左侧颞叶血肿及挫伤失活脑组织，有利于快速有效减压，降低术中急性脑膨出的发生。

　　术中脑组织逐渐膨出，术中彩超显示右侧顶枕部跨横窦硬膜外血肿，并伴有右侧胸腔大量积液。而患者胸腔出血明显增加，纵隔受压移位，导致术中血压低，循环功能衰竭，依靠输血及升压药维持，血压仍低。根据生命优先原则，先请胸外科急诊行开胸手术，先止住胸腔出血、解除纵隔受压，有利于患者呼吸循环尽快稳定，降低再次开颅手术风险，有利于挽救患者生命。

　　患者术后复查显示左侧枕叶梗死，与患者脑疝及术前、术中血压低有关，急诊开颅清除血肿降低颅内压的同时，尽早发现胸腔积血增加，并尽快开胸手术稳定循环功能，可能降低术后脑梗死的发生机会。

　　手术团队术前充分评估病情，做出预判，术中灵活运用 T 型切口，严格按照阶梯减压技术的原则及操作规范手术，术中及时运用彩超，早期发现对侧枕部硬膜外血肿及胸腔出血增加。并权衡利弊，生命优先，先行开胸手术，再行对侧开颅手术，合理制订手术方案，同时积极维持患者有效循环及呼吸功能，神经外科、胸外科、麻醉科、检验科等多学科紧密协作，是本例患者抢救成功的关键。

专家点评（简志宏，武汉大学人民医院神经外科）

　　该病例的救治过程中有两大亮点：

　　1. 术中采用了阶梯减压策略。该患者颅内压显著升高、脑疝，如果采用常规方法切开硬膜可能会出现急剧的脑组织肿胀膨出的情况。通常认为，上述情况是由于突然快速减压造成的反跳现象所致。为了避免急性脑膨出的情况，术中取下骨瓣后，根据术前 CT，应对挫伤灶和血肿部位的硬膜先加以小切口剪开，清除部分血肿后，颅内压力在一定程度上降低之后再大范围切开硬膜。

　　2. 很好地运用了损伤控制外科的理念。在右侧硬膜外血肿和胸腔大出血、休克同时出现的时候，团队果断采取了优先开胸探查、止血，再清除硬膜外血肿的策略。反之，顺序颠倒可能手术很成功，但患者会死于严重的病理生理紊乱（代谢性酸中毒、低体温和凝血功能障碍，即创伤死亡三联征）。

　　总之，该患者的成功救治既归功于手术技术的恰当使用，又得益于救治策略的得当。祝贺该团队！

病例 6

【病史】患者，男，63岁。因"骑车摔伤后头痛10小时，加重伴意识障碍2小时"入院。既往体健。

【体格检查】体温36.7℃，脉搏61次/min，呼吸18次/min，血压151/94 mmHg（20.1/12.5 kPa）。神志浅昏迷，GCS评分$E_2V_1M_5=8$分。双侧瞳孔等大等圆，瞳孔直径2 mm，对光反射迟钝，颈软，双肺呼吸音粗，腹平软，四肢肌张力不高，肌力、感觉检查不能配合，左侧肢体疼痛刺激可定位，右侧疼痛刺激仅见肌肉收缩，双侧膝反射、跟腱反射存在，双侧巴氏征阴性。

【辅助检查】急诊头部CT及头颈部CTA示左侧额颞叶脑出血，双侧额叶脑挫裂伤，蛛网膜下腔出血，右侧额部少许硬膜下/外出血，中线右偏；左侧颈内动脉C3、C4段狭窄，左侧大脑前动脉A1段发育不良（图6-59、图6-60）。

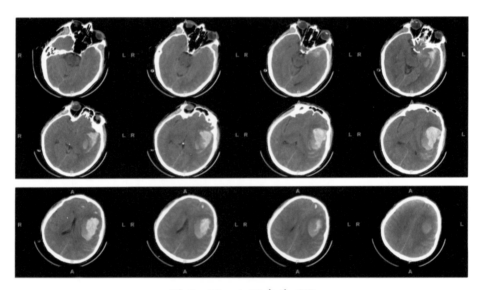

图6-59　入院急诊CT

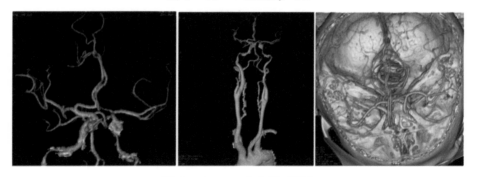

图6-60　入院急诊CTA

【入院诊断】1. 重型闭合性颅脑损伤：①左侧额颞叶脑挫伤伴脑内血肿；②右侧额叶脑挫裂伤；③右侧额部硬膜下血肿；④创伤性蛛网膜下腔出血。

2. 颈内动脉 C3、C4 段狭窄。

★ 手术策略

手术方式：开颅探查，左侧颅内血肿清除＋颅内压探头置入术。

手术及治疗经过：患者仰卧位，头右偏，常规消毒，铺无菌巾、单，作左额颞顶部 T 型切口长约 30 cm，开颅，去除骨瓣，见硬膜张力高，脑搏动微弱，骨窗缘悬吊硬膜后，以蝶骨嵴为中心弧形剪开硬膜，见左侧额、颞、顶叶薄层硬膜下血肿，脑组织广泛发红，清除硬膜下血肿约 10 mL，解剖侧裂进入血肿腔，血肿位于侧裂下方，显微镜下小心清除挫伤失活组织及血肿约 50 mL，见脑组织张力下降，脑搏动恢复，未见明显血管畸形，于血肿腔安置引流管 1 根，于左侧颞枕部硬膜下置入颅内压探头并固定，扩大修补硬膜，置硬膜外引流管 1 根，骨瓣复位丝线固定，常规关颅。

★ 术后转归

术后 6 小时：患者麻醉未醒，双侧瞳孔等大等圆，直径约 1 mm，对光反射消失，颅内压监测值 8 mmHg（1.1 kPa），复查 CT 示左侧额颞叶血肿大部分清除，左侧颅骨术区见少量硬膜下血肿，中线仍稍右侧偏图（图 6 - 61、图 6 - 62）。

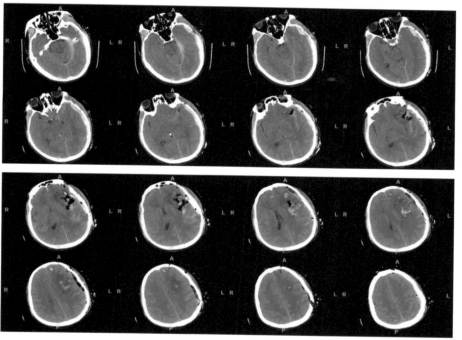

图 6 - 61 术后 6 小时复查 CT

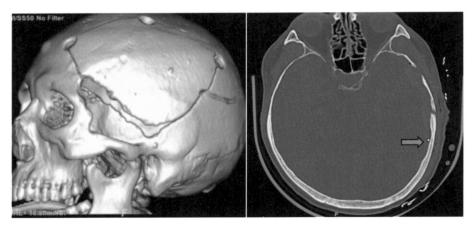

图 6-62　术后 6 小时复查 CT 可见骨瓣回纳，红色箭头所指白点为硬膜下型颅内压探头

术后第 1 天：患者神志浅昏迷，持续颅内压监测波动范围为 13～31 mmHg（1.7～4.1 kPa），GCS 评分 $E_1V_TM_5=6T$。双侧瞳孔等大等圆，直径约 1.5 mm，对光反射消失，四肢肌力检查不配合。复查 CT 示双侧额叶挫裂伤血肿较前稍减少，脑肿胀较前大致相同，左侧额颞部术区硬膜下积血、蛛网膜下腔出血大致同前（图 6-63）。患者颅内压监测值有间断性增高，CT 提示颅内情况无明显变化，予以加强脱水、降颅内压措施处理。

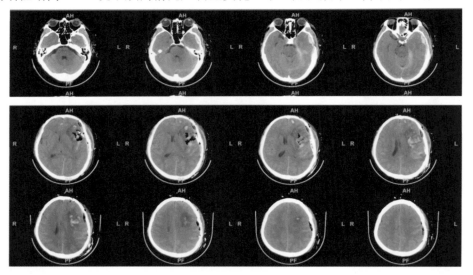

图 6-63　术后第 1 天复查 CT

术后第 2 天：患者神志浅昏迷，持续颅内压监测波动范围为 14～27 mmHg（1.9～3.6 kPa），GCS 评分 $E_1V_TM_5=6T$。双侧瞳孔等大等圆，直径约 1.5 mm，对光反射消失，复查 CT 示术区周围水肿明显，左侧额颞顶部硬膜下少量积血，中线向右偏移加重（图 6-64）。结合颅内压监测仍偏高，手术指征明确，予行开颅血肿清除并去骨瓣减压术。

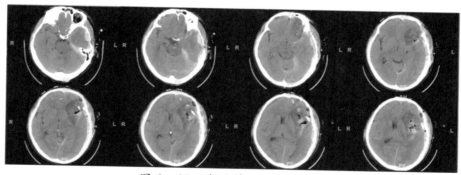

图 6-64　术后第 2 天复查 CT

再次手术经过：患者仰卧位，常规消毒，铺无菌巾、单，沿原手术切口拆开缝线，显露骨瓣，拆除固定线，去除骨瓣，见硬膜张力偏高，脑搏动微弱，清除额颞部硬膜外血肿，约 5 mL，剪开颞部硬膜约 5 cm，清除硬膜下血肿约 15 mL，见脑组织张力下降，脑搏动恢复，原左颞部硬膜下颅内压探头位置良好，未调整，将硬膜放射状剪开减压，人工硬膜扩大修补硬膜，去除骨瓣，放置硬膜外引流管，关颅。

再次手术后第 1 天：患者神志浅昏迷，持续颅内压监测波动范围为 6～8 mmHg（0.8～1.1 kPa），GCS 评分 $E_1 V_T M_5 = 6T$。双侧瞳孔等大等圆，直径约 1.5 mm，对光反射迟钝，左侧额颞顶部颅骨缺损，骨窗张力中等，张力不高，双侧病理征未引出。复查 CT 示左侧术区脑肿胀较前稍好转，硬膜下积血、蛛网膜下腔出血较前减少，中线移位明显好转（图 6-65、图 6-66）。

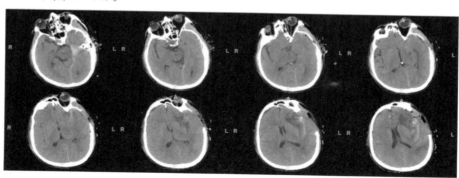

图 6-65　再次手术后第 1 天复查 CT

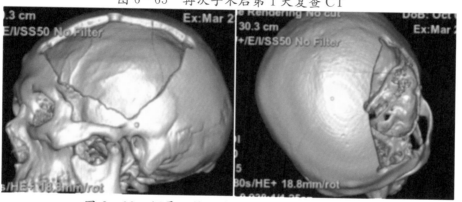

图 6-66　颅骨三维示左侧额颞顶部骨瓣已去除

再次手术后第 2 天：患者神志浅昏迷，持续颅内压监测波动范围为 8~11 mmHg（1.1~1.5 kPa），GCS 评分 $E_1V_TM_5$=6T。双侧瞳孔等大等圆，直径约 1.5 mm，对光反射迟钝，复查头部 CT 示左侧顶叶水肿较前增宽，左侧额颞部术区硬膜下积血、蛛网膜下腔出血较前吸收（图 6-67）。

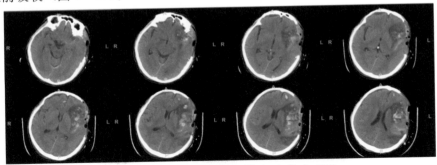
图 6-67　再次手术后第 2 天复查 CT

再次手术后 1 周：患者神志模糊，GCS 评分 $E_3V_TM_5$=8T。双侧瞳孔等大等圆，直径约 2 mm，对光反射迟钝，左侧额颞顶部骨窗张力中等，无明显膨出。颅内压监测波动范围为 6~10 mmHg（0.8~1.3 kPa），予以拔除颅内压探头。复查头部 CT 示左侧颅内出血灶较前减少，术区对侧可见硬膜下积液（图 6-68）。予以适当加压包扎头部术区。

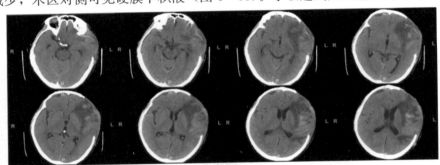
图 6-68　再次手术后 1 周复查 CT

再次手术后 1 个月：神志嗜睡，GCS 评分 $E_3V_TM_6$=9T。双侧瞳孔等大等圆，直径约 2 mm，对光反射灵敏，左侧额颞顶部骨窗张力偏低，左侧肢体肌力正常，右侧肢体肌力 3 级，四肢肌张力可，双侧病理征未引出。复查 CT 示左侧术区脑肿胀明显消退，右侧额颞部硬膜下积液大致同前（图 6-69）。

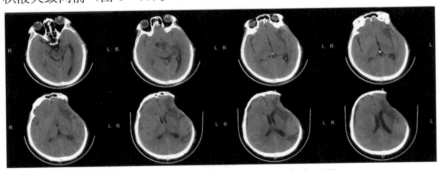
图 6-69　再次手术后 1 个月复查 CT

★ 病例分析

患者入急诊时家属否认外伤史，CT 发现左颞叶出血，不像典型的脑挫裂伤并出血，立即行 CTA 初步排除动脉瘤及血管畸形破裂出血的可能，反复询问病史，家属告知患者系骑自行车摔伤。因 CT 示左颞叶血肿大于 40 mL，左侧脑室受压，中线向右明显偏移，手术指征明确，予行左侧开颅血肿清除术＋颅内压探头置入术，术中见左侧头皮肿胀，左侧额、颞、顶叶薄层硬膜下血肿，脑组织广泛发红，术中证实该患者为颅脑损伤所致。

因患者术前未发生脑疝，术中脑组织张力不高，故回纳骨瓣，并置入颅内压探头监测颅内压力。术后复查 CT 示硬膜下少量血肿，仍有中线偏移，考虑术中止血欠彻底，引流管欠通畅，颅内压监测提示颅内压偏高，经积极降颅内压治疗颅内压仍偏高，再次复查 CT 示脑水肿及左侧脑室受压加重，中线移位超过 5 mm，再次开颅手术指征明确，及时行开颅血肿清除及去骨瓣减压术，术后患者颅内压平稳控制在 10 mmHg（1.3 kPa）左右，复查 CT 示左侧脑室受压及中线移位明显减轻，病情逐渐好转。

该病例提示颅内压监测对早期及时发现颅内压的异常波动，准确判断病情变化，并结合 CT 结果，及时正确调整治疗方案起到了积极的作用。

专家点评（潘力，中部战区总医院神经外科）

在本例患者的诊治过程中，术者在发现 CT 表现不典型时，反复询问了病史，了解了发病机制，同时进行了 CTA 检查排除脑血管病的可能，避免了动脉瘤或血管畸形等情况的漏诊，手术指征把握严格，在患者脑疝前进行了手术，手术时机判断准确。另外，在术后的病情观察中，能够利用颅内压监测结合 CT 表现，准确判断出病情的加重趋势，并且及时采取再次减压手术的方式使患者转危为安，最终取得了一个相对良好的预后，既反映出术者对重型颅脑损伤的救治技术精湛，也充分反映出术者的丰富经验和责任心。

对本例患者的诊治，个人觉得还有两点值得讨论：第一，该患者的发病过程，有无可能是先发生了脑出血，然后导致患者摔倒致伤头部，毕竟从 CT 上看额颞叶的挫伤并不明显；第二，从患者出血量较大，中线结构有移位，再加上侧裂内的蛛网膜下腔出血会引起严重脑血管痉挛等情况判断，后期脑肿胀应该会很明显，如果第一次手术时就去除骨瓣减压，且扩大一定的骨窗面积，是否可以避免患者的第二次手术。

病例 7

【病史】患者，女，68 岁。因"摔伤致神志不清约 3 小时"入院。患者 3 小时前不慎从约 1 m 高楼梯处摔下，伤后神志不清，意识障碍进行性加重，伴呕吐胃内容物数次，无窒息及抽搐。既往体健。

【体格检查】体温 36.0 ℃，脉搏 84 次/min，呼吸 22 次/min，血压 136/78 mmHg（18.1～10.4 kPa）。神志浅昏迷，GCS 评分 $E_1V_2M_5$＝8 分。双侧瞳孔等大等圆，直径约 3 mm，对光反射迟钝，颈稍抵抗，四肢肌力检查不合作，肌张力不高，双侧巴氏征未引出。

【辅助检查】头部 CT 示双侧额叶及左侧颞叶脑挫裂伤、脑内血肿，蛛网膜下腔出血，左额颞顶部硬膜下血肿，枕骨骨折，颅内积气（图 6-70、图 6-71）。

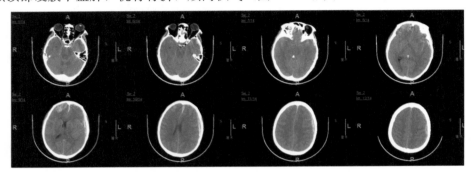

图 6-70　伤后头部 CT

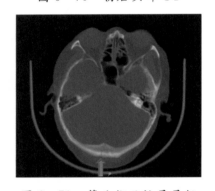

图 6-71　箭头指示枕骨骨折

【入院诊断】重型开放性颅脑损伤：①双侧额叶及左侧颞叶脑挫裂伤、脑内血肿；②左侧额颞顶部硬膜下血肿；③蛛网膜下腔出血；④枕骨骨折；⑤颅内积气。

★ **手术策略**

手术方式：开颅，双侧颅内多发血肿清除＋左侧去骨瓣减压术。

手术经过：拟取双侧 T 型切口（右侧靠前）。麻醉后检查瞳孔：左侧直径 3 mm，右侧直径 5 mm，对光反射均消失。考虑右侧脑疝，颅内出血可能较前增多，遂将右侧切口后移（图 6-72、图 6-73）。患者仰卧位，全头消毒，先切开左侧颞顶部切口转角处 10 cm，分离皮瓣，暴露颅骨，钻孔，挑开硬膜，释放血性液体及血凝块约 20 mL 减压（图 6-74）。

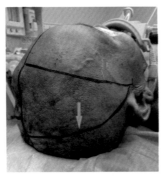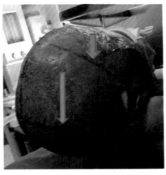

图 6 - 72　右侧切口

术前拟取右侧发际内半冠状切口（红色箭头），麻醉后患者

脑疝，右侧瞳孔散大，遂右侧切口后移行大骨瓣开颅（蓝色箭头）。

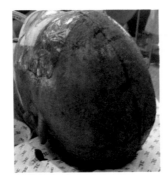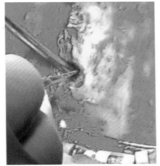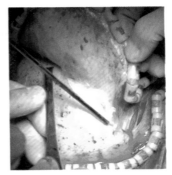

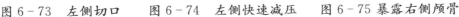

图 6 - 73　左侧切口　　　图 6 - 74　左侧快速减压　　图 6 - 75 暴露右侧颅骨

　　再切开右侧切口，暴露颅骨（图 6 - 75），去除骨瓣约 10 cm×13 cm，硬膜蓝染，张力高，脑搏动微弱，距颅前窝底骨缘 1 cm，剪开硬膜 4 cm，清除右额叶挫伤失活脑组织及血肿约 50 mL，脑组织张力下降，脑搏动好转，彻底止血（图 6 - 76、图 6 - 77）。

　　切开左侧剩余切口，暴露颅骨（图 6 - 78），去除骨瓣约 12 cm×14 cm，硬膜蓝染，张力中等偏高，脑搏动弱，距颅前窝底骨缘 1 cm，剪开硬膜 4 cm，清除左侧额叶挫伤失活脑组织及血肿约 40 mL，张力下降；距左侧颅中窝底骨缘 1 cm，剪开硬膜 4 cm，清除左颞叶挫伤失活脑组织及血肿约 30 mL，脑组织张力进一步下降，瓣状剪开左侧硬膜，清除硬膜下血肿约 20 mL（图 6 - 79、图 6 - 80），彻底止血，检查无活动性出血。再瓣状剪开右侧硬膜，清除硬膜下血肿约 10 mL（图 6 - 81）。

　　同时检查双侧术区无活动性出血，脑组织张力不高，血肿清除彻底（图 6 - 82），去除左侧骨瓣，回纳右侧骨瓣，常规关颅（图 6 - 83）。术毕双侧瞳孔等大等圆，直径约 2 mm，对光反射消失。

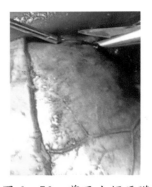

图 6-76　剪开右额硬膜

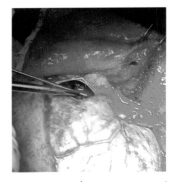

图 6-77　清除右额叶血肿

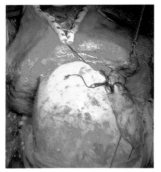

图 6-78　暴露左侧颅骨

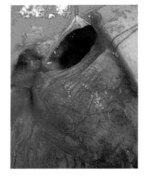

图 6-79　清除左侧额叶血肿

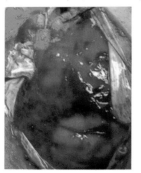

图 6-80　敞开左侧硬膜

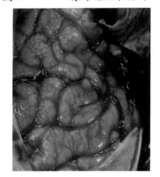

图 6-81　清除右侧血肿

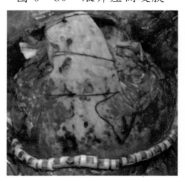

图 6-82　检查双侧术区

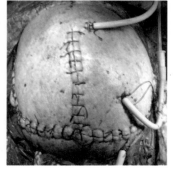

图 6-83　缝合切口

★ **术后转归**

　　术后第 1 天：患者神志浅昏迷，GCS 评分 $E_1V_TM_5=6T$。双侧瞳孔等大等圆，直径约 2 mm，对光反射迟钝。复查头部 CT 示双侧血肿清除（图 6-84、图 6-85）。

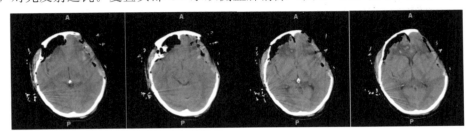

图 6-84　术后第 1 天复查 CT（一）

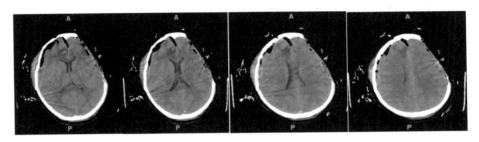

图 6-85　术后第 1 天复查 CT（二）

　　术后第 4 天：患者神志模糊，能遵嘱握手，GCS 评分 $E_3V_TM_6=9T$。双侧瞳孔等大等圆，直径约 3 mm，对光反射灵敏，复查头部 CT 示无迟发血肿（图 6-86、图 6-87）。

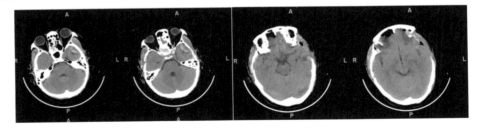

图 6-86　术后第 4 天复查 CT（一）

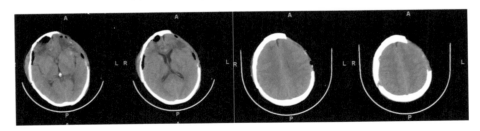

图 6-87　术后第 4 天复查 CT（二）

　　术后第 7 天：患者神志嗜睡，GCS 评分 $E_3V_4M_6=13$ 分。双侧瞳孔等大等圆，直径约 3 mm，对光反射灵敏。复查头部 CT 示无迟发血肿（图 6-88）。

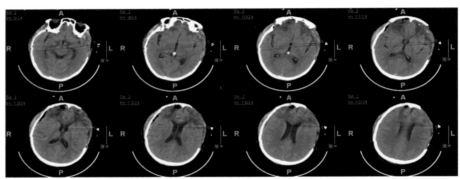

图 6-88　术后第 7 天复查 CT

术后第 30 天：患者神志清楚，GCS 评分 $E_4 V_5 M_6$ ＝15 分。双侧瞳孔等大等圆，直径约 3 mm，对光反射灵敏。复查头部 CT 示脑室轻度扩大（图 6-89）。

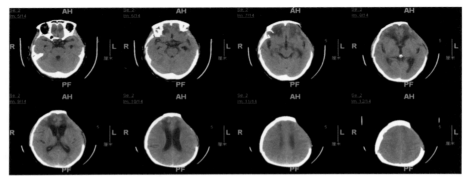

图 6-89　术后第 30 天复查 CT

★ 病例分析

患者术前 CT 显示左侧硬膜下血肿，双额叶、左侧颞叶脑挫裂伤及脑内血肿，左侧硬膜下血肿厚约 9 mm，中线右偏约 11 mm，环池、鞍上池消失，脑室受压明显，手术指征明确，拟左侧 T 型切口，清除左侧额颞叶挫伤失活脑组织、脑内血肿及硬膜下血肿，右侧发际内半冠状切口，清除右额叶挫伤失活脑组织、脑内血肿。麻醉后发现右侧瞳孔散大，提示右额出血可能增加，遂将右侧切口后移行大骨瓣开颅，必要时去除骨瓣。

常规处理办法是先开右侧瞳孔散大侧，但是右侧瞳孔散大可能是右额叶脑内血肿增加，不易快速释放。而左侧硬膜下血肿诊断明确，易于快速钻孔、释放血性液体及血凝块，快速降低幕上颅内压力，减轻脑组织受压，同时不会明显延长右侧开颅时间，所以先切开左侧 T 型切口颞顶部部分，快速钻孔减压。然后打开右侧切口，先清除右侧额叶挫伤失活脑组织及血肿，脑组织张力明显下降，脑搏动恢复。因右侧无明显硬膜下血肿及右颞顶叶无明显脑挫裂伤，术区无活动性出血，右侧已经减压，同时为避免剪开硬膜后脑组织下垂等原因增加脑组织不必要损伤，所以没有剪开右侧硬膜继续处理右侧。

相反，因左侧脑挫裂伤及硬膜下血肿明确，且有明显占位效应，虽已经快速钻孔吸出部分血肿，但没有达到有效减压，故此时先行左侧开颅，清除左额叶及左颞叶挫伤失活脑组织及血肿。左侧血肿清除完毕，检查术区无活动性出血，脑组织张力不高，无迟发血肿，再瓣状剪开右侧硬膜，发现并清除硬膜下血肿。最后同时检查双侧术区无活动性出血，脑组织张力不高，血肿清除彻底，脑搏动良好。

术前虽然右侧瞳孔散大，但是术中右额叶挫伤失活脑组织及血肿清除满意，周围脑组织挫伤不严重，而左侧额颞叶脑组织损伤更明显，术后左侧额颞叶可能出现严重脑水肿及再出血，所以去除左侧骨瓣，回纳右侧骨瓣，避免双侧去骨瓣后脑组织随体位变化而移位的弊端。

本病例术者根据患者病情进展变化，及时调整手术策略，调整 T 型切口的位置，充分体现了 T 型切口的灵活性，同时采用阶梯减压技术及双侧控制技术，快速有效地降低颅内压力，并结合双侧的脑挫裂伤程度、脑组织张力及术前 CT 等情况，决定骨瓣去留，有效降低了术后再出血及再次手术的可能性，为患者成功救治的关键。

> ### 专家点评（喻孟强，中南大学湘雅二医院神经外科）
>
> 这是一个复杂的重型颅脑损伤病例，手术处理非常及时，也获得了比较好的救治结果，患者的成功救治体现出救治团队在复杂重型颅脑损伤方面的丰富经验和很高的技术水平。
>
> 第一，病例为一名老年女性患者，受伤机制为摔伤，枕部外伤后对冲伤所致颅内多发血肿。患者伤后较快就诊并进行 CT 检查发现颅内多发血肿，有手术指征。临床上许多患者在伤后不久的检查只反映其当时的情况，但病情有进展和变化的可能，尤其在早期。救治团队在麻醉后手术前再次查看患者瞳孔变化情况，是非常正确的，因为此时在手术室内如果没有术中即时影像支持，应在可行的情况下，尽可能通过各种手段检查病情进展情况。当发现患者瞳孔有明显变化时，及时对手术方案进行调整。
>
> 第二，该病例的处理关键在于手术方案选择和术中关键技术应用。患者双侧多部位、多发血肿和病情的快速变化为手术方案制订带来难题。救治团队在短时间内根据患者复杂的病情变化快速反应，调整了手术方案，扩大右侧手术切口，这是非常正确的选择。在术前判断右侧血肿扩大的情况下，采取更大的切口，能充分暴露和探查，同时获得更好的减压效果。患者脑疝后，怎样做才能尽快减压？救治团队的处理方式再一次体现出良好的临床思维和丰富的经验，通过快速切开并钻孔后引流左侧硬膜下的血肿，较快而且阶梯式的减压，能够更安全地快速缓解颅内高压，创造更好的手术条件。在进一步的操作过程中，继续按照阶梯减压的原则进行颅内血肿清除和硬脑膜的扩大，彻底清除双侧硬膜下及挫伤出血的血肿，然后去除左侧骨瓣。去除左侧骨瓣是合适的，因为左侧额颞部脑挫裂伤更重，且硬膜下血肿更多，脑组织受压程度更大。右侧脑挫伤出血主要在额叶，且已经确切止血，去除左侧骨瓣已经足够减压。

第三，该病例报告重点描述手术方案的选择和术中处理流程，但失活脑组织和创伤性脑内血肿清除的关键技术要点，尤其是涉及颅底脑组织挫伤并血肿的处理，若有术中清晰图片或录像将能更好地展示处理的全部过程，并反映手术者的操作技术，比如如何判断失活脑组织与正常组织边界，如何处理损伤的脑底部血管并保护好脑组织的血供及引流等。根据术后影像复查并结合患者恢复情况，患者血肿清除满意，脑组织肿胀及损伤较轻，功能恢复较为理想。

总体来说，老年重型颅脑外伤患者大部分效果较差，患者的外伤冲击力不大，但是造成了较为复杂的重型颅脑损伤，救治难度大。经过救治团队的努力，进行了成功手术和精心治疗，获得非常好的效果，是一个精彩的病例，有很好的学习价值。

病例 8

【病史】患者，男，33 岁。因"骑车摔伤后头痛 4 小时"入院。既往体健。

【体格检查】体温 36.0 ℃，脉搏 61 次/min，呼吸 18 次/min，血压 141/91 mmHg（18.8/12.1 kPa）。神志嗜睡，GCS 评分 $E_3V_5M_6=14$ 分。双侧瞳孔等大等圆，直径约 3 mm，对光反射灵敏，前额部及双眼睑瘀青肿胀，口鼻可见血渍，颈软，四肢肌力、肌张力正常，双膝、跟腱反射正常，双侧巴氏征未引出。

【辅助检查】头部 CT 示额骨粉碎性骨折并局部塌陷，双侧额叶多发脑挫裂伤，右侧额部硬膜外血肿形成，蛛网膜下腔出血（图 6-90、图 6-91）。

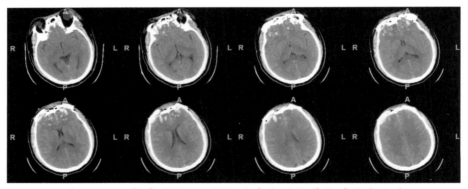

图 6-90　术前 CT 示双侧额叶多发脑挫裂伤并脑内血肿

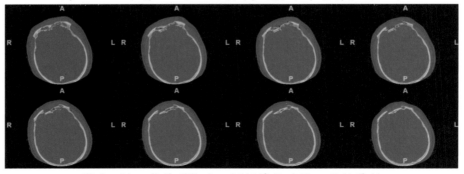

图 6-91　术前 CT 示双侧额骨粉碎性凹陷性骨折

【入院诊断】开放性颅脑损伤：①双侧额叶脑挫裂伤并脑内血肿；②双侧额骨粉碎性凹陷性骨折；③右侧额部硬膜外血肿；④创伤性蛛网膜下腔出血；⑤颅底骨折；⑥额部头皮挫伤。

★ 手术策略

手术方式：双侧开颅，颅内多发血肿清除＋前颅底修复重建＋凹陷性骨折整复术。

手术步骤：取双侧额颞部冠状切口，全层切开头皮，沿帽状腱膜下分离并翻开肌皮瓣，整块剥离骨膜，留作修补前颅底备用，见双侧额骨粉碎性凹陷性骨折，于双侧额后部及关键孔处各钻 2 孔，铣刀铣开骨孔间骨质后分块取出碎裂颅骨，形成一约 8 cm×15 cm 大小骨窗，见双侧额部硬膜外血肿量约 10 mL，予以清除，双侧额部硬膜破损，脑组织外溢，额窦处多发骨折，予以电刀烧灼并清除额窦黏膜，过氧化氢溶液（双氧水）及聚维酮碘（络合碘）反复冲洗额窦消毒，取带蒂颞肌填塞并封闭额窦，庆大霉素、生理盐水反复冲洗创面。

更换可能污染的器械，术者更换手术服及手套，见术区硬膜蓝染，张力偏高，脑搏动弱，剪开右侧额部硬膜约 6 cm，清除右侧额叶挫伤失活脑组织及脑内血肿约 20 mL，再剪开左侧额部硬膜约 6 cm，清除左侧额叶挫伤失活脑组织及脑内血肿约 15 mL，脑组织张力明显降低，脑搏动良好，悬吊硬膜。探查前颅底，见前颅底骨折明显，伴有多处硬膜严重撕裂，取带蒂骨膜完整修补前颅底，彻底止血，人工硬膜扩大修补硬膜，整复骨瓣回纳，关颅。

★ 术后转归

术后 4 小时：患者神志嗜睡，GCS 评分 $E_3V_4M_6=13$ 分。双侧瞳孔等大等圆，直径约 2 mm，对光反射迟钝，口耳鼻无明显流血、流液，四肢肌力、肌张力正常。复查 CT 示血肿清除，无迟发血肿（图 6 - 92、图 6 - 93）。

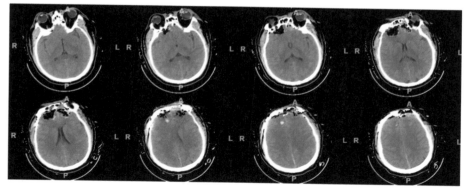

图 6 - 92 术后 4 小时复查 CT

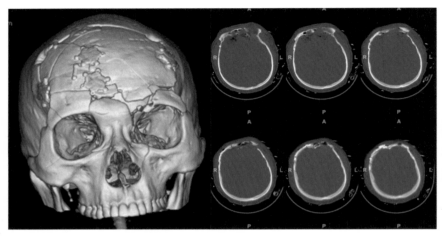

图 6-93　术后 4 小时三维 CT

术后第 1 天：患者神志嗜睡，GCS 评分 $E_3V_4M_6=13$ 分。双侧瞳孔等大等圆，直径约 2 mm，对光反射迟钝，口耳鼻无明显流血、流液，四肢肌力、肌张力正常。复查 CT 示无迟发出血及脑组织明显肿胀（图 6-94）。

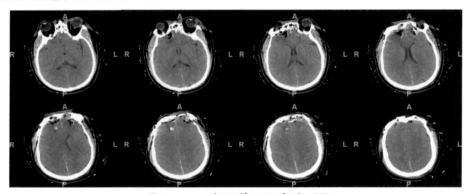

图 6-94　术后第 1 天复查 CT

术后第 3 天：患者神志嗜睡，GCS 评分 $E_3V_4M_6=13$ 分。双侧瞳孔等大等圆，直径约 2 mm，对光反射迟钝，口耳鼻无明显流血、流液，四肢肌力、肌张力正常。复查 CT 示无迟发出血，术区积气减少（图 6-95）。

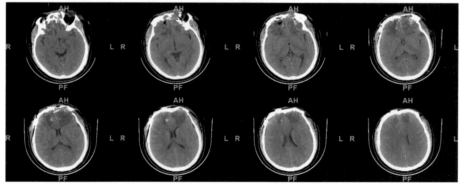

图 6-95　术后第 3 天复查 CT

术后第 7 天：患者神志嗜睡，GCS 评分 $E_3V_4M_6$＝13 分。双侧瞳孔等大等圆，直径约 2 mm，对光反射迟钝，口耳鼻无明显流血、流液，四肢肌力、肌张力正常。复查 CT 示双侧额叶脑组织肿胀（图 6-96）。予以加强减轻脑水肿治疗。

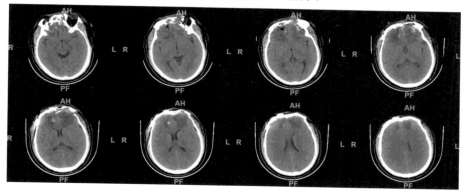

图 6-96　术后第 7 天复查 CT

术后第 15 天：患者神志清楚，GCS 评分 $E_4V_5M_6$＝15 分。复查 CT 示双侧额叶脑组织肿胀减轻（图 6-97）。

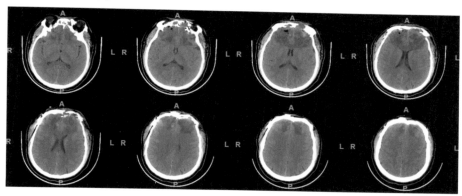

图 6-97　术后第 15 天复查 CT

术后 1 个月：患者神志清楚，GCS 评分 $E_4V_5M_6$＝15 分。双侧瞳孔等大等圆，直径约 2 mm，口鼻无明显脑脊液漏，复查 CT 示脑水肿减轻，无明显脑梗死（图 6-98）。

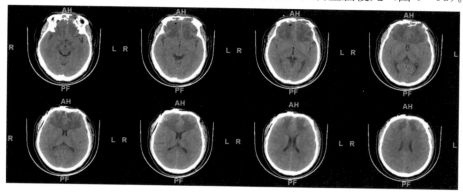

图 6-98　术后 1 个月复查 CT

★ 病例分析

该病例属于复杂性创伤性颅内血肿（CTIH）多发型，同时合并严重双侧额骨粉碎性凹陷性骨折，术前 CT 提示双侧额叶多发脑挫裂伤并脑内血肿，额骨粉碎性骨折并局部塌陷，双侧额窦破坏明显，部分骨折片已插入额叶脑组织中，双侧脑室额角受压明显，已显示不清，同时存在前颅底骨折、脑脊液鼻漏，需急诊开颅行双侧额叶挫伤失活脑组织及脑内血肿清除、颅内碎骨片清除、额窦及前颅底修复术等。

针对该患者双侧额部病变及前颅底损伤严重，采用双侧额颞部冠状切口，便于将皮瓣翻至前额底，彻底暴露前颅底结构，同时采用双侧控制理念，合理处理双侧额叶挫伤失活脑组织及脑内血肿，保证双侧有效减压并降低脑膨出及迟发出血的风险。

由于该病例额窦损伤严重，并完全暴露在术区，首先电刀烧灼并清除额窦黏膜，过氧化氢溶液（双氧水）及聚维酮碘（络合碘）反复冲洗额窦消毒，取带蒂的颞肌填塞额窦，庆大霉素、生理盐水反复冲洗，严格注意无菌操作，在处理完额窦并完全封闭后，更换前期处理额窦的污染器械，同时术者更换手术服及手套，再进行下一步手术，降低颅内感染风险。

该病例前颅底骨折严重，存在术后脑脊液漏并颅内感染的风险，笔者所在科室对于该类患者均在一期采用带蒂骨膜或颞肌筋膜修复前颅底，减少后期出现脑脊液漏及颅内感染风险。

专家点评（文红波，湖南省益阳市中心医院）

该病例属于复杂性创伤性颅内血肿，有双侧额叶多发脑挫裂伤并脑内血肿，额骨粉碎性骨折并局部塌陷，伤情重且复杂，这类患者局部往往会发生严重脑水肿，且持续时间比较长，尽管入院时 GCS 评分比较高，但大多数情况下需要及时手术，否则容易发生"中心疝"，突然致命。手术时机的把握很重要，太早很有可能出现迟发血肿，有可能需要再次手术，太晚则有可能延误手术机会，一般认为在严密观察且病情允许的情况下（有颅压监测最稳妥），伤后 6~8 小时至 24 小时期间手术时机比较合适（术前复查 CT），术式以清除血肿及挫灭的脑组织为主，根据颅压监测结果及术中情况决定去或不去骨瓣。

本病例前颅底骨折严重，眉弓都有多发骨折，额窦开放，属污染伤口，应按开放骨折处理，应该说骨折复位及额窦的处理都是非常到位的；对于严重的前颅底骨折术后出现脑脊液漏的可能性是比较大的，所以术中一定要有做颅底修补的意识和预案，否则一旦发生脑脊液漏甚至并发感染，后期处理起来十分棘手。一期用带蒂骨膜或颞肌筋膜修复前颅底是常用且有效的方法，成本低、效果好，并且硬脑膜也要严密修补缝合。

综上所述，该病例的处理是及时、有效、恰当的，有效清除了脑内血肿，一期做了颅底修补重建，凹陷骨折基本上整复还原，骨瓣回纳，术后未出现脑脊液漏和颅内感染等并发症，取得了令人满意的治疗效果。另外从术后 1 个月的 CT 来看，双额叶仍有大片水肿，侧脑室前角仍然有受压表现，说明此类患者局部脑水肿的时间确实持续得比较长，是否去骨瓣或颞肌下减压有待商榷。

病例 9

【病史】患者，男，65 岁。因"车祸外伤致神志不清 13 小时"入院。既往 12 年前因胸部外伤致左侧多发肋骨骨折，经治疗后痊愈。

【体格检查】体温 37.0 ℃，脉搏 95 次/min，呼吸 21 次/min，血压 148/90 mmHg（19.7～12.0 kPa）。神志模糊，GCS 评分 $E_3V_4M_5=12$ 分。双侧瞳孔直径约 3 mm，对光反射灵敏，左颞部、枕部头皮挫伤肿胀明显，外耳道、鼻腔、口腔内未见活动性流血及流液，颈软，气管居中，双肺呼吸音粗，可闻及散在少量湿啰音，心音可，心率 95 次/min，未闻及明显病理性杂音；四肢多处散在皮肤挫伤，四肢肌力因不合作未能检查，四肢肌张力不高，膝反射无亢进，双侧巴氏征未引出。

【辅助检查】CT 示右侧额颞顶枕硬膜外、下血肿，左颞叶、右额叶脑挫裂伤，蛛网膜下腔出血，左侧颞顶骨骨折（图 6-99、图 6-100）。

【入院诊断】急性闭合性颅脑损伤：①右侧额颞顶枕硬膜下血肿；②右侧颞部硬膜外血肿；③左颞叶脑挫裂伤、右额叶脑挫裂伤；④蛛网膜下腔出血；⑤左颞顶骨骨折。

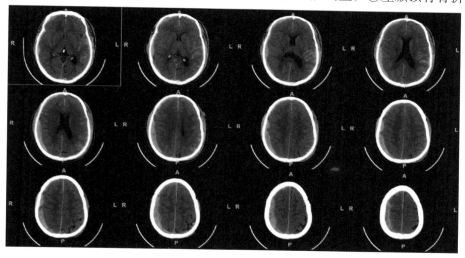

图 6-99 术前 CT

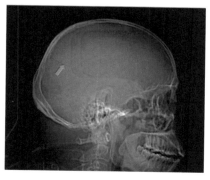

图 6-100 术前骨窗片：左颞顶骨斜行骨折（箭头所示）

入院时头部 CT 示右侧颞顶枕硬膜下血肿厚度约 12 mm，右侧颞部硬膜外血肿，右侧侧脑室受压，中线向左侧移位，手术指征明确。

★ 手术策略

手术方式：右侧开颅，颅内血肿清除术。

手术经过：取右额颞顶部 T 型切口长约 30 cm（图 6 - 101），逐层切开头皮、帽状腱膜及颞肌，显露右侧额颞顶枕部颅骨，未见颅骨骨折，于右额颞顶部、右顶枕部分别形成一约 10 cm×12 cm 大小和 6 cm×8 cm 大小骨瓣，其中间留有骨桥（图 6 - 102）。去除骨瓣，见右颞部硬膜外少量血肿，予以清除约 5 mL，见硬膜张力高，硬膜蓝染，脑搏动微弱，瓣状剪开右额颞顶部硬膜，见硬膜下大量血凝块，小心清除硬膜下血肿约 50 mL，见右额叶脑挫伤，显微镜下清除右额叶挫伤失活脑组织约 10 mL，并仔细止血，见脑组织广泛发红，脑组织张力偏高，脑搏动较前好转。骨窗缘悬吊硬膜，剪开右顶枕部硬膜，小心清除硬膜下血肿约 15 mL，脑组织张力下降，脑搏动良好，检查无活动性出血，回纳骨瓣，丝线固定，逐层关颅。

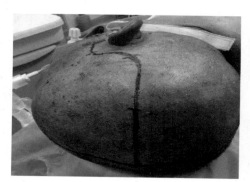
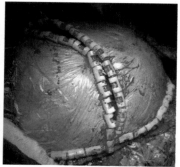

图 6 - 101　T 型切口

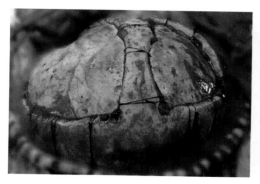
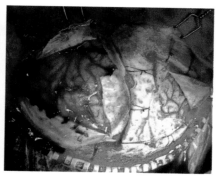

图 6 - 102　术中取前后双骨瓣，分别清除血肿

★ 术后转归

术后第 1 天：患者神志浅昏迷，GCS 评分 $E_1V_1M_5$＝7 分。双侧瞳孔直径 2 mm，对光反射迟钝，神志反应及 GCS 评分均较术前下降，复查头部 CT 示右侧额叶脑挫裂伤迟发出血，右顶枕硬膜外血肿、左侧枕顶部新发硬膜外血肿 48 mL，最厚处达 3 cm（图 6－103），有急诊手术指征。

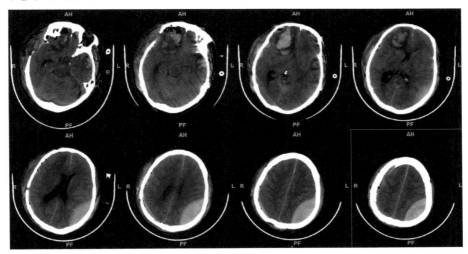

图 6－103　术后第 1 天复查 CT 新发硬膜外血肿

再次手术方式：右侧开颅，颅内多发血肿清除＋左侧开颅颅内血肿清除术。

再次手术经过：全头消毒，先拆开右额颞顶部 T 型切口缝线长约 30 cm，显露右侧额颞顶枕部颅骨，术中见额颞顶部及右顶枕部两个骨瓣，分别去除骨瓣，清除右顶枕部硬膜外血肿约 10 mL，见硬膜张力偏高，脑搏动良好，剪开右额部硬膜，见右额叶脑挫裂伤明显，显微镜下小心清除右额叶挫伤失活脑组织及血肿约 30 mL，脑组织张力下降，仔细止血，骨瓣回纳，间断简单缝合头皮。再将患者头右偏，左颞顶部切口头皮与正中切口线形成 T 形，剥离顶枕部皮瓣，将皮瓣翻向后下方，显露左顶枕部颅骨，见左颞顶骨斜行骨折，向前延伸至颅中窝。去除骨瓣约 8 cm×10 cm 大小，见硬膜外大量血凝块，小心清除血凝块约 50 mL，硬膜张力不高，脑搏动良好，骨窗缘悬吊硬膜，剪开硬膜约 1 cm，有血性脑脊液流出，严密缝合硬膜，回纳骨瓣，丝线固定，逐层关颅。然后再将头左偏，去除右额颞部骨瓣，再次检查右额叶，无明显活动性出血，脑搏动良好，张力不高，扩大修补硬膜，回纳骨瓣，丝线固定，逐层关颅。

再次手术后 6 小时：患者神志模糊，GCS 评分 $E_3V_2M_5$＝10 分。双侧瞳孔直径 2 mm，对光反射迟钝，再次复查头部 CT 示右侧额叶血肿、右顶枕硬膜外血肿、左侧枕顶部硬膜外血肿均已清除（图6－104）。

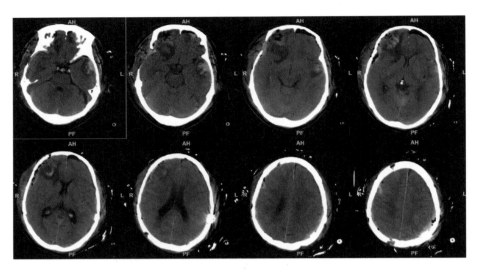

图 6-104　再次手术后 6 小时复查 CT

再次手术后第 11 天：患者神志逐步好转为清楚，能准确回答问题，GCS 评分 $E_4 V_5 M_6 = 15$ 分。双侧瞳孔等大等圆，直径 3 mm，对光反射灵敏，复查头部 CT 示右额叶血肿、右顶枕左枕顶部硬膜外血肿已清除，右额叶水肿明显（图 6-105）。予以加强脱水减轻脑水肿治疗。

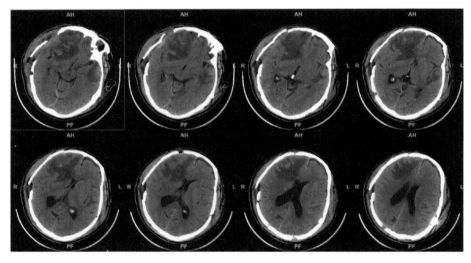

图 6-105　再次手术后第 11 天复查 CT

再次手术后 3 周：患者神志清楚，能准确回答问题，GCS 评分 $E_4 V_5 M_6 = 15$ 分。双侧瞳孔等大等圆，直径 3 mm，对光反射灵敏，四肢肌力 5 级，活动自如，复查头部 CT 示右额叶脑水肿明显减退，脑室轻度扩大（图 6-106）。

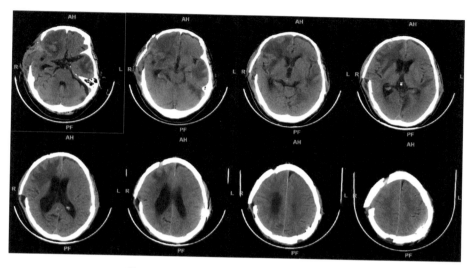

图 6-106 再次手术后 3 周复查 CT

★ 病例分析

本病例为复杂性创伤性颅内血肿多发并进展型，第一次手术术前 CT 提示右侧硬膜下血肿前后跨度大并伴有脑挫裂伤，常规大问号或者马蹄形切口采用单一骨瓣均难以充分显露，并且对侧颞顶骨骨折、颞叶脑挫伤，术中、术后可能出现对侧硬膜外、下或者脑内迟发血肿，所以采用右侧 T 型切口，开双骨瓣，可以充分显露血肿，也为对侧开颅的切口设计留下空间。

患者术后神志障碍没有好转，及时复查 CT 提示右侧额叶脑内血肿，右颞顶硬膜外血肿，左颞顶硬膜外血肿。同侧术区及对侧骨折处均有迟发出血，并有手术指征，因中线左偏，故先拆除右侧原手术切口缝线，去除骨瓣，清除硬膜外血肿，再清除右额叶脑内血肿，之后再取 T 型切口的左侧后半部分，开颅，清除硬膜外血肿，最后再检查右侧术区。

本病例充分体现了 T 型切口的灵活多变，既能充分显露，保证皮瓣良好的血运，又能给对侧手术切口设计留下想象的空间。

专家点评（石磊，湖南中医药大学第二附属医院神经外科）

这是一例典型的 T 型切口在复杂性重型颅脑损伤救治的成功案例。T 型切口是由美国学者在 2010 年提出并应用于临床，其提出的原因在于单纯的大骨瓣减压对于矢状窦损伤以及前后贯通的损伤有着显露不全的缺陷，同时大骨瓣切口对于颞肌的损伤及血供影响，有导致颞肌肿胀甚至出血的风险，进而导致脑组织受压，颅内压增高，危及生命的风险。T 型切口的提出，完美地解决了手术显露及减压彻底的手术目的，同时，有效地保护了皮瓣及颞肌的血供，避免了因手术操作导致的头皮及颞肌损伤的发生。

结合该病例，术者在考虑右侧硬膜下广泛性硬膜下血肿的同时，敏锐的觉察到左侧原发伤处的骨折产生进展性血肿的可能，且传统的大骨瓣无法显露右侧病损的全貌。选择了右侧的 T 型切口，在保护中央沟重要结构的前提下，利用两个骨窗，清理了前后贯通的血肿，术后复查满意，但是不幸出现进展的出血。再次手术，充分利用 T 型切口对于双侧损伤显露的优势，处理右额脑内血肿及左顶枕硬膜外血肿。术后的复查达到手术目的。

　　该病例展现了 T 型切口在进展复杂性颅脑损伤的灵活应用。对于前后贯通损伤和双侧的颅脑损伤这类复杂的颅脑损伤，T 型切口从根本上避免了传统手术切口显露的不足，完美诠释了其不可比拟的优势。

病例 10

　　【病史】患者，男，53 岁。因"骑摩托车摔伤头部后神志不清约 3 小时"急诊入院。既往体健。

　　【体格检查】体温 37.4 ℃，脉搏 82 次/min，呼吸 22 次/min，血压 142/84 mmHg（18.9/11.2 kPa）。神志浅昏迷，GCS 评分 $E_1V_1M_5=7$ 分。双侧瞳孔等大等圆，直径约 3 mm，对光反射均迟钝，右眼睑青紫肿胀明显，右侧顶部头皮肿胀擦伤约 3 cm×4 cm，右侧外耳道流血，鼻腔、口腔见血迹。颈稍抵抗，四肢肌张力高，肌力检查不合作，双侧膝踝反射消失，双侧巴氏征未引出。

　　【辅助检查】CT 示左额颞顶硬膜下血肿，蛛网膜下腔出血，左颞叶脑挫裂伤，右侧颞骨、枕骨骨折（图 6-107、图 6-108）。

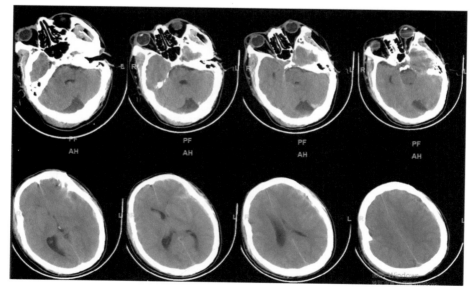

图 6-107　伤后头部 CT 示左侧额颞顶硬膜下血肿、左颞叶脑挫裂伤

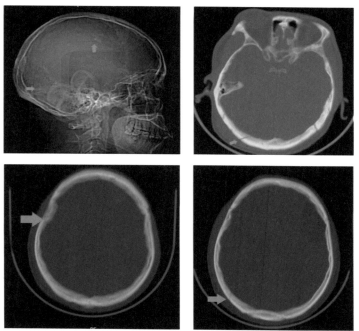

图 6-108　伤后头部CT骨窗片示右侧颞骨、枕骨骨折（箭头所示）

复查CT示左侧额颞叶脑挫裂伤、脑内血肿及左侧额颞顶部硬膜下血肿明显增加，环池、鞍上池、侧裂池及左侧侧脑室明显受压，中线明显右偏（图6-109）。

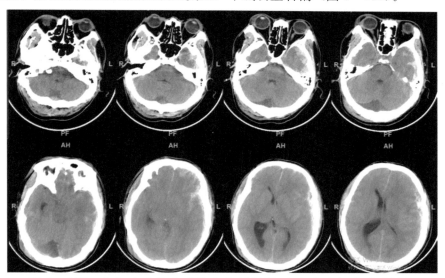

图 6-109　2小时后复查CT示左侧额颞顶硬膜下血肿明显增加

【入院诊断】重型闭合性颅脑损伤：①左侧额颞顶硬膜下血肿；②左额颞叶脑挫裂伤并脑内血肿；③右侧颞骨、枕骨骨折。

患者复查CT显示左侧额颞顶部硬膜下血肿厚约10 mm，中线右偏约12 mm，脑干环池明显受压，左侧颞叶脑挫裂伤，脑组织弥漫性肿胀，病情极其危重，随时可能脑疝，手术指征明确，立即完善术前准备，急诊手术。

★ 手术策略

手术方式：开颅，左侧额颞顶硬膜下血肿清除＋左额颞叶脑挫裂伤脑内血肿清除＋去骨瓣减压术。

手术经过：患者仰卧位，取左额颞顶部大问号切口，长约 30 cm，快速全层切开切口线上颞顶部转角处部分，长约 10 cm，左颞骨钻孔 1 个，见硬膜张力极高，挑开硬膜，见暗红色血性液体喷出，吸出血凝块 25 mL 减压。

再切开剩余切口线，开骨瓣约 12 cm×15 cm，见硬膜蓝染，张力高，脑搏动微弱，距左侧颞底部骨窗缘约 1 cm，平行于骨缘切开硬膜约 4 cm，见左颞叶脑挫裂伤明显，显微镜下快速清除左颞叶挫伤坏死组织及血凝块约 40 mL，脑组织张力较前下降，脑搏动较前稍恢复；再同法清除左额叶挫伤坏死组织及血凝块 15 mL，见脑组织张力进一步下降，脑搏动较前恢复，将骨窗咬至颅中窝底，悬吊硬膜，再放射状剪开硬膜，清除硬膜下血凝块约 20 mL；术中脑组织张力偏高，脑组织广泛挫裂伤，去除骨瓣后关颅。术后患者双侧瞳孔直径约 3 mm，对光反射消失。

术后 2 小时复查 CT 示左侧额颞部硬膜下血肿、左侧额颞叶脑挫裂伤脑内血肿基本清除，右颞顶部迟发硬膜外血肿，厚度约 3.5 cm，量约 50 mL，中线结构左移；右侧枕部、颅后窝跨横窦硬膜外血肿，幕下约 10 mL，幕上约 5 mL（图 6-110、图 6-111）。

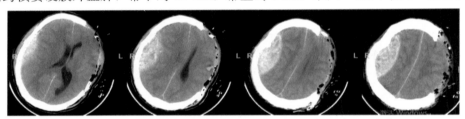
图 6-110 术后 2 小时复查 CT 示右侧颞顶部迟发硬膜外血肿

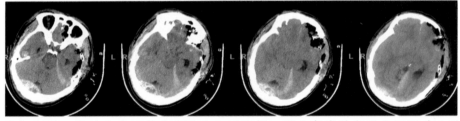
图 6-111 术后 2 小时复查 CT 示右侧枕部、颅后窝跨横窦迟发硬膜外血肿

患者再行右侧颞顶部硬膜外血肿清除＋颅骨修补＋右侧枕部、颅后窝硬膜外血肿清除术。患者取左侧俯卧位，先取右颞顶部马蹄形切口长约 25 cm，见右颞骨横行线型骨折，开骨瓣约 7 cm×8 cm，清除右颞顶部硬膜外血凝块约 70 mL，悬吊硬脑膜，见硬膜下稍蓝染，硬膜张力稍高，脑搏动良好，常规探查硬膜下，清除颞顶部硬膜下血肿约 10 mL，硬膜张力不高，脑搏动良好，骨瓣回纳，仅以丝线骨瓣外稍加固定，常规关颅。再取右侧枕部拐杖形切口长约 15 cm，见右侧枕骨线型骨折，向枕骨大孔延伸并渗血，于右枕部幕上、下各钻孔 1 个，咬骨钳扩大骨窗，幕上形成约 1.5 cm×4 cm 的骨窗，幕下形成约 4 cm×

4 cm骨窗，清除横窦上、下硬膜外血肿各 10 mL；硬膜张力不高，脑搏动良好，探查硬膜下，见血性脑脊液流出，未见明显活动性出血，常规关颅。术毕患者双侧瞳孔等大等圆，直径约 3 mm，对光反射消失。

★ 术后转归

术后第 1 天：患者神志模糊，GCS 评分 $E_2 V_2 M_5 = 9$ 分。双侧瞳孔等大等圆，直径约 3 mm，对光反射迟钝，痛刺激后四肢有定位。复查头部 CT 示右颞顶部迟发硬膜外血肿、右侧枕部、颅后窝跨横窦硬膜外血肿清除干净，左侧额颞部硬膜下血肿、左侧额颞叶脑挫裂伤脑内血肿基本清除，无新发出血，中线结构居中（图 6 - 112～图 6 - 114）。

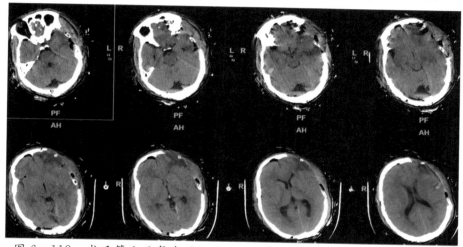

图 6 - 112 术后第 1 天复查 CT 示右侧枕部、颅后窝跨横窦迟发硬膜外血肿清除干净

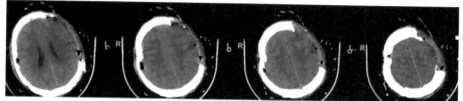

图 6 - 113 术后第 1 天复查 CT 示右侧颞顶部迟发硬膜外血肿已清除

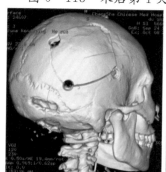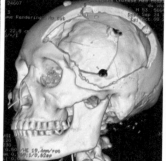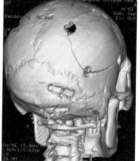

图 6 - 114 术后第 1 天颅骨三维 CT

术后第 14 天：患者神志清楚，言语表达欠佳，可以遵嘱握手，GCS 评分 $E_4V_5M_6=$ 15 分。双侧瞳孔等大等圆，直径约 3 mm，对光反射灵敏，右上肢肌力 4 级，右下肢肌力 5 级，左侧肢体肌力 5 级。复查头部 CT 示无新发出血，中线结构居中，脑室系统无扩大，左侧硬膜下少量积液（图 6-115、图 6-116）。

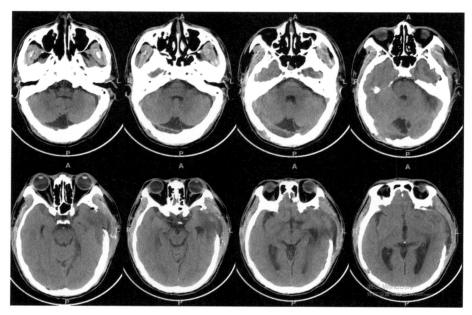

图 6-115　术后第 14 天复查 CT 示颅内无新发出血（一）

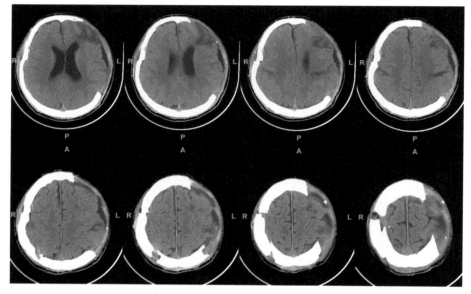

图 6-116　术后第 14 天复查 CT 示颅内无新发出血（二）

★ **病例分析**

患者左侧血肿及脑挫裂伤手术指征明确，行左侧开颅多发血肿清除术。患者颅内压高，术中采用阶梯减压技术，先清除血肿减压后再扩大骨窗，快速有效减压，尽快解除高颅压对脑组织的损伤。

因患者右侧枕骨骨折线明显，需要警惕减压后对侧迟发血肿可能，术后及时复查头部CT示右侧幕上下迟发硬膜外血肿，左侧术区无迟发出血，及时手术。

患者虽然术前无脑疝，但是因为第一次手术中张力偏高，左侧额、颞、顶叶脑挫裂伤明显，故去除左侧额颞顶骨瓣。第二次开颅术后脑组织张力不高，脑搏动良好，故放回右侧骨瓣，为浮动骨瓣，如术后脑组织肿胀、颅内压增高，可提供部分空间，一定程度上降低术后颅内高压。

本例是笔者科室的早期病例，采用大问号型切口开颅，需对侧及枕部再次开颅手术，切口设计略显被动和不足，为科室以后灵活运用 T 型切口提供了理论和实践依据。同时，虽然预计枕部可能有迟发血肿，没有使用术中超声，而是术后再复查 CT，没能第一时间证实病情的变化。随着术中超声、灵活 T 型切口等技术的应用，为提前预判病情，提前制订合理的手术方案及治疗策略提供了依据，为患者提供更及时、更有效地救治。

专家点评（金海泉，湖南省直中医院神经外科）

该病例的处理，抓住了几个关键点：第一，患者入院后，处理非常到位及时，复查 CT 出血增加，脑结构变差，及时手术。第二，手术策略准确，术中颅内压增高，因条件受限，没有术中 CT 和术中彩超，探查手术区无血肿，及时关颅，复查，准确及时。第三，发现对侧及后枕部血肿，达到手术指征，马上再次手术，准确及时，患者预后好。

不足之处，如能有术中 CT 或术中彩超更好，避免关颅复查再开颅。另外，第一次切口选择 T 型切口，可能术中更好把控。

病例 11

【病史】患者，男，26 岁。因"摔伤致神志不清 1 小时"入院。患者 1 小时前骑摩托车不慎摔倒在地，当即昏迷，呼之不应，头面部流血不止，无恶心呕吐，无四肢抽搐。既往体健。

【体格检查】体温 36.5 ℃，脉搏 91 次/min，呼吸 28 次/min，血压 148/108 mmHg（19.7～14.4 kPa）。神志中昏迷，GCS 评分 $E_1V_1M_3=5$ 分，左侧瞳孔直径约 6 mm，右侧瞳孔直径约 4 mm，对光反射均消失，口鼻腔及右侧外耳道见血迹，颈软，四肢肌张力正常，肌力检查不配合，双膝、跟腱反射正常，双巴氏征未引出。

【辅助检查】头部CT示左侧额颞顶急性硬膜下血肿，蛛网膜下腔出血，右侧额骨骨折，右侧上颌窦外后壁及蝶窦右侧壁骨折（图6-117、图6-118）。

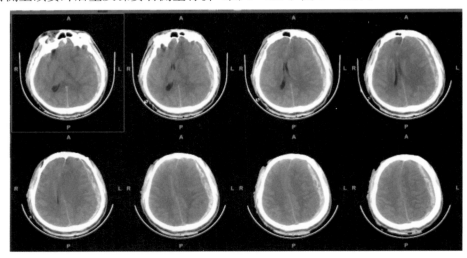

图6-117 术前CT示左侧额颞顶急性硬膜下血肿

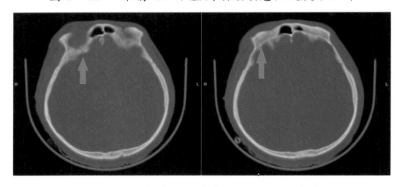

图6-118 术前CT骨窗片示右侧额骨骨折

【入院诊断】特重型开放性颅脑损伤：①左额颞顶硬膜下血肿；②小脑幕切迹疝；③颅底骨折；④右额骨骨折；⑤蛛网膜下腔出血。

患者左侧额颞顶部硬膜下血肿，量大于30 mL，中线右偏大于1 cm，环池，鞍上池显示不清，脑疝形成，手术指征明确，立即完善术前检查，急诊手术。

★ 手术策略

手术方式：左侧开颅，颅内多发血肿清除+去骨瓣减压+颅中窝修补术。

手术经过：取仰卧位，头右偏，标记左侧额颞顶部T型切口，纵径长约15 cm，横径长约10 cm。左侧颞顶部快速切开全层头皮，于左侧颞顶部先钻孔一个，挑开硬膜，见有暗红色血性液体喷出，压力极高，吸出血性液体约40 mL。

初步减压后，左侧额颞顶部开骨瓣，大小约12 cm×15 cm，见硬膜下蓝染、张力高，脑搏动微弱，距左侧颞底骨窗缘 1 cm，平行于骨窗切开硬膜约 4 cm，显微镜下快速清除颞叶挫伤失活脑组织及脑内血肿约 10 mL，放射状剪开硬膜，清除硬膜下血肿约 40 mL，见脑组织张力不高，脑搏动较前恢复，骨窗周围悬吊硬膜。见左颞骨多处线型骨折线，并向颅中窝延伸，伴有硬膜撕裂，少量渗血，予骨蜡封闭止血，并取带蒂颞肌覆盖，医用耳脑胶粘贴固定，修补中颅底，反复检查术区未见活动性出血，取人工硬膜扩大修补硬膜，去除骨瓣，常规关颅。

术后 5 小时复查头部 CT 示右额顶部新发硬膜外血肿（图 6 - 119）。考虑患者右额顶部迟发硬膜外血肿，量约 30 mL，占位效应明显，脑室受压，手术指征明确，再次行右侧开颅血肿清除术＋颅前窝修复术。

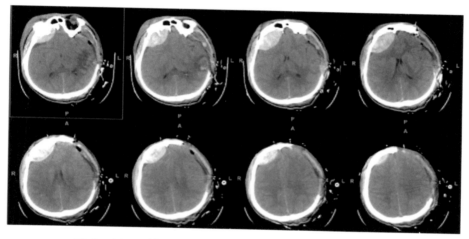

图 6 - 119　第一次术后 CT 示右额部新发硬膜外血肿

患者仰卧位，取右侧 T 型切口前半部分，全层切开头皮，剥离骨膜，见右侧额颞骨多处骨折线，向颅前窝底延伸，骨折缝渗血，右额部钻孔 1 个，吸除硬膜外血凝块约 10 mL，再右额部钻四孔，开骨瓣约 5 cm×6 cm，见右侧额部硬膜外血肿约 30 mL，彻底清除，悬吊硬膜，彻底止血，见硬膜完整，稍蓝染，张力不高，脑搏动可，探查硬膜下，见淡红色血性脑脊液，予冲洗并仔细止血，未见活动性出血，修补硬膜，颅前窝底骨折处渗血，多处硬膜撕裂，骨蜡封闭，医用耳脑胶及人工硬脑膜贴敷颅前窝底，仔细止血并悬吊硬膜，骨瓣回纳，丝线固定，常规关颅。

★ 术后转归

再次手术后第 1 天：患者神志中昏迷，GCS 评分 $E_1 V_T M_3 = 4T$。双侧瞳孔等大等圆，直径约 2 mm，对光反射均消失，骨窗张力偏高。复查头部 CT 示右侧硬膜外血肿、左额颞顶硬膜下血肿基本清除（图 6 - 120）。

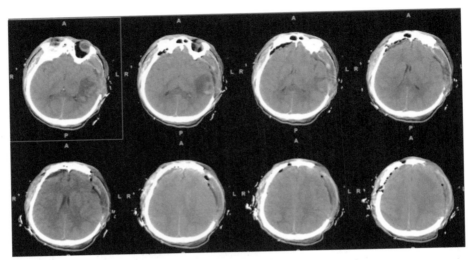

图 6-120　再次手术后第 1 天复查 CT

术后 1 周：患者神志浅昏迷，GCS 评分 $E_1V_1M_5=7$ 分。双侧瞳孔等大等圆，直径约 2 mm，对光反射均消失，骨窗张力可，四肢肌张力不高。复查头部 CT 示左侧术区硬膜下积液较前明显，左侧颞枕叶出血灶密度较前减低（图 6-121）。

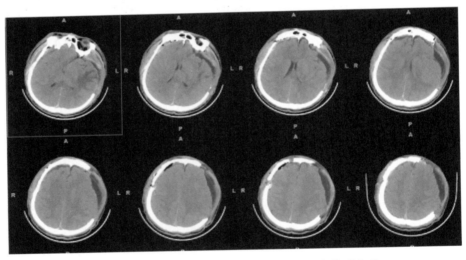

图 6-121　术后 1 周复查 CT 示左侧硬膜下积液

术后 1 个月：患者神志清楚，GCS 评分 $E_4V_5M_6=15$ 分。双侧瞳孔等大等圆，直径约 3 mm，对光反射均灵敏，骨窗张力不高，四肢活动可。术后一直无脑脊液漏，复查头部 CT 示左侧术区少量硬膜下积液，左颞枕叶出血灶基本吸收呈软化灶改变（图 6-122）。

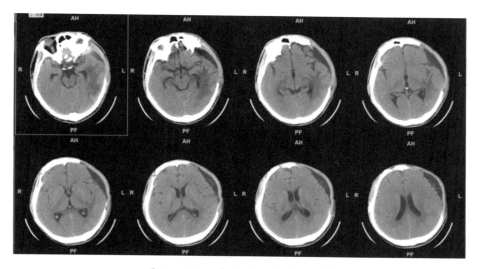

图 6-122　术后 1 个月复查 CT

★ 病例分析

该病例左侧额颞顶部硬膜下血肿量大、跨度大，左侧额颞顶部 T 型切口设计有助于血肿的充分显露，同时考虑对侧额骨有骨折，可能出现迟发出血，需要手术，为再次手术的切口设计预留了空间。

患者第一次术前瞳孔散大，左侧额颞顶部硬膜下血肿量大，占位效应重，先钻孔初步减压为手术争取了时间，快速有效的减压是术后瞳孔能快速恢复的关键。术中严格应用阶梯减压技术，有效避免了术中脑膨出，降低了术后术区再出血的概率。术中分别见颅中窝、颅前窝底有骨折，均一期进行修补，避免了术后脑脊液漏及颅内感染的发生。

专家点评（孙海鹰，湖南省邵阳市中心医院神经外科）

这是一个重型颅脑创伤患者抢救非常成功的病例，挽救了患者生命，且预后非常好，归功于医疗团队准确及时的救治，也反映了专业医师的职业素养、高超的手术技巧及术后优秀的重症管理能力。

1. 手术切口的设计：患者在两次手术中均采用了 T 型切口，在复杂颅脑损伤急诊开颅手术中，特别是需要多处开骨瓣手术以及术中出现异常进展需探查另一处，T 型切口具有术中灵活处置的优势，有助于解决复杂颅脑损伤急诊手术切口设计的难题。

2. 对于高颅压患者遵循了阶梯减压的手术原则，成功避免了术中急性脑膨出。

3. 术中发现了颅中窝、颅前窝骨折，均一期进行了手术修补，避免术后脑脊液漏及颅内感染的发生。第二次颅底修复时使用人工脑膜，如果使用带蒂筋膜瓣或脑膜翻折修补可能更合理。

4. 颅内压监测已广泛应用于重型颅脑损伤患者的救治中，如果术中置入颅内探头并术后予以持续监测，可更好、更早地发现术后颅内情况，及时复查 CT，对患者进行及时处理有较大的帮助。

病例 12

【病史】患者，男，57 岁。因"被重物打伤头部神志不清 3 小时"入院。患者 3 小时前被人用重物砸伤头部，伤后立即昏迷，呼之不应，无恶心、呕吐，无四肢抽搐。既往体健。

【体格检查】体温 36.2 ℃，脉搏 68 次/min，呼吸 18 次/min，血压 110/72 mmHg（14.7/9.6 kPa）。神志深昏迷，GCS 评分 $E_1 V_T M_2 = 3T$。双侧瞳孔散大，直径约 6 mm，对光反射消失，左侧额部有一约 2 cm 伤口，渗血明显，双侧额颞顶部头皮肿胀，耳鼻无流血，颈软，留置气管插管，呼吸机辅助呼吸，双肺呼吸音粗，四肢无明显畸形，四肢肌力检查不合作，肌张力不高，双侧巴氏征未引出。

【辅助检查】CT 示右侧额颞顶枕部硬膜下、硬膜外血肿，双侧颞顶骨骨折，双侧额颞顶部头皮软组织肿胀（图 6 - 123）。

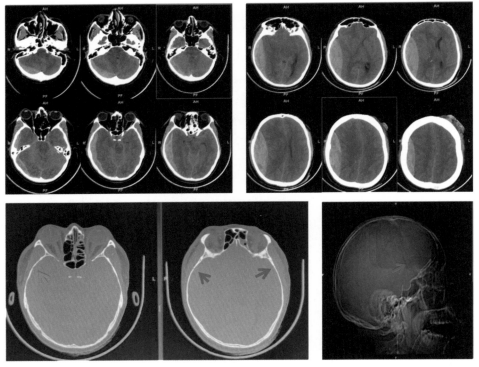

图 6 - 123　入院 CT 示右侧额颞顶枕部硬膜下、硬膜外血肿，双侧颞顶骨骨折

【入院诊断】特重型闭合性颅脑损伤：①右侧额颞顶枕部硬膜外血肿并脑疝；②右侧额颞顶枕部硬膜下血肿；③右侧颅后窝硬膜外血肿；④双侧颞顶骨骨折；⑤双侧额颞顶部

头皮挫裂伤、左额头皮裂伤。

患者右侧额颞顶枕部巨大硬膜外血肿合并硬膜下血肿，四脑室、环池、鞍上池及右侧侧脑室受压，中线结构明显左偏，双侧瞳孔散大。手术指征明确，立即完善术前准备，急诊手术。

★ 手术策略

拟行手术：右侧额颞顶枕部多发血肿清除＋右侧颅后窝血肿清除＋去骨瓣减压术。

手术经过：患者左侧侧卧位，取右侧额颞顶枕部 T 型切口（中线切口向下延伸约 5 cm可暴露颅后窝）。全头消毒，首先在 T 型切口线转角处快速切开头皮约 10 cm，剥离皮瓣后快速钻 1 孔，有暗红色不凝血性液体及血凝块喷出，压力极高，快速吸出血性液体及血凝块约 30 mL 减压；开右侧额颞顶枕部骨瓣约 10 cm×16 cm，见右侧额颞顶枕部大量硬膜外血肿，清除硬膜外血肿约 70 mL，硬膜蓝染，张力偏高，剪开硬膜，见硬膜下血凝块约 10 mL，予以清除，仔细止血后扩大修补硬膜。

将正中切口向后延伸至枕外粗隆下 5 cm，显露右侧颅后窝，钻孔并扩大骨窗至 3 cm ×5 cm，清除幕下硬膜外血肿约 15 mL，硬膜张力中等，探查硬膜下，未见明显血肿，严密缝合硬膜；去除右侧额颞顶枕部骨瓣，常规关颅。

术后患者血压低，自主呼吸存在，持续机械通气。神志中昏迷，GCS 评分 $E_1 V_T M_4 =$ 5T。右侧瞳孔直径 3 mm，左侧瞳孔直径约 2 mm，对光反射消失，骨窗张力偏高。给予积极补液、输血维持生命体征平稳等处理，患者术后 48 小时复查 CT 示右侧额颞顶枕部及颅后窝血肿已经清除，右侧额颞顶多处小脑挫裂伤（图 6-124），左侧额部迟发硬膜外血肿（图 6-125）。

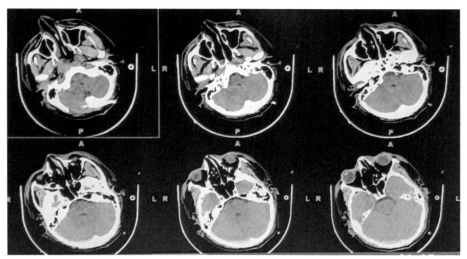

图 6-124 术后 48 小时复查 CT 示右枕部硬膜外血肿基本清除

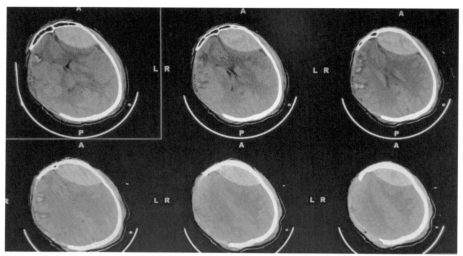

图 6-125 术后 48 小时复查 CT 示左侧额部迟发硬膜外血肿

患者左侧额部迟发硬膜外血肿约 60 mL，手术指征明确，行左侧开颅血肿清除。患者仰卧位，头右偏，取左侧 T 型切口前部（前移至左侧额部冠状缝后 2 cm），显露左侧额颞部颅骨，术中未见明显颅骨骨折，钻孔去骨瓣约 6 cm×8 cm，见硬膜外大量血凝块，清除左额部硬膜外血肿约 60 mL，见硬膜张力不高，脑搏动良好，切开硬膜约 1 cm，探查硬膜下未见明显血肿，严密缝合硬膜，骨瓣复位，钛连接片固定骨瓣，常规关颅。

★ **术后转归**

术后第 1 天：患者神志浅昏迷，GCS 评分 $E_1 V_1 M_5 = 7$ 分。右侧瞳孔直径 3 mm，左侧瞳孔直径约 2 mm，对光反射迟钝，骨窗张力偏高。复查 CT 示左侧额部硬膜外血肿已清除，中线结构基本居中，双侧侧裂池及沟回较前清晰（图 6-126）。

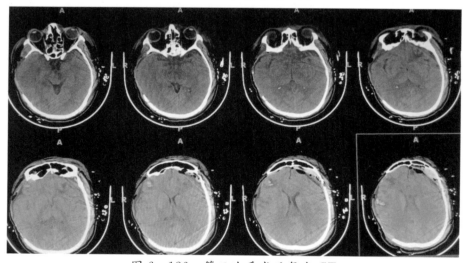

图 6-126 第二次手术后复查 CT

术后 40 天左右：患者神志清楚，无明显功能障碍，复查 CT 示中线居中，沟回清晰，无脑积水征象（图6－127）。

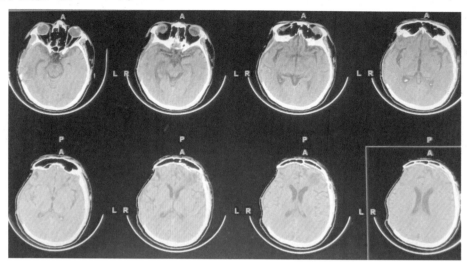

图6－127　术后40天左右复查CT

　　术后4个月：患者神志清楚，无功能障碍，复查头部CT示颅骨缺损，无脑积水（图6－128），行颅骨修补术（图6－129）。

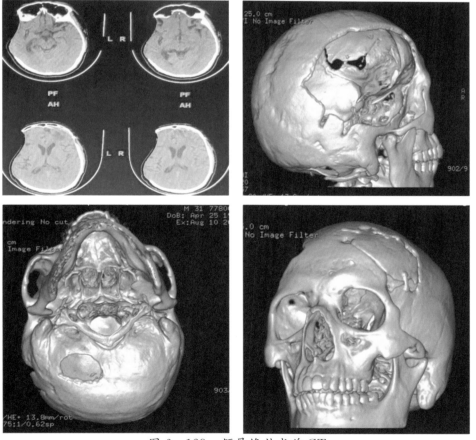

图6－128　颅骨修补术前CT

复杂性创伤性颅内血肿手术治疗策略

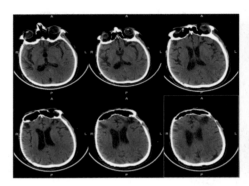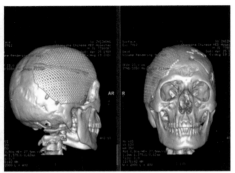

图 6-129　颅骨修补术后 CT

★ **病例分析**

本例患者术前神志深昏迷，双侧瞳孔散大，血肿前后跨度大，右侧幕上、幕下血肿均有手术指征，采用 T 型切口可同时暴露两处病变，一次手术清除两个部位的血肿，并做到前后控制，可以两个部位血肿清除后检查术区，血肿是否清除彻底，是否有活动性出血，比较放心的关颅，降低术后术区血肿的发生概率。CT 显示幕上血肿大，中线结构明显左偏，幕上颅压极高，遂先清除幕上血肿再清除颅后窝血肿。

术后患者出现左侧额部迟发硬膜外血肿，因第一次手术取右侧 T 型切口，再次手术可以取左侧 T 型切口前半部，将左侧颞顶部切口前移至冠状缝后 2 cm，既利于手术暴露，也避免了多个部位手术导致的切口设计带来的困扰，减少皮瓣缺血坏死可能，充分展现了 T 型切口的灵活应用。

专家点评（朱英杰，湖南省湘西自治州人民医院神经外科）

重型颅脑损伤占外伤后死亡病例的半数以上，即使存活下来，也会遗留意识障碍、躯体障碍及高级脑功能障碍等。重型颅脑损伤治疗的主要目的是防止和减轻继发性脑损伤，对具有手术指征的患者实施外科干预是至关重要的关键环节，而手术策略的选择在临床实践中很难全面避开近期远期各种并发症。T 型切口开颅术治疗重型颅脑损伤简单有效可行，相较标准外伤大骨瓣开颅术，其在颅底部充分减压、保护皮瓣血运和颞肌完整性，优势突出；且非常适合从额颞到顶枕半球甚至颅后窝大范围的复合损伤，在治疗重型颅脑损伤中是对标准外伤大骨瓣开颅术的有益补充。

急性颅内血肿清除术后继发的迟发颅内血肿可发生于手术中或术后短期内，因患者已做了手术，极易误诊为脑肿胀，术后迟发颅内血肿一旦发生，脑组织遭受二次打击，如发现较晚或处理不及时则致残率、死亡率高，对有多种易发因素的患者应高度重视。术后密切观察、监测、早期及恰当频次的复查 CT 有助于早发现、早治疗。

180

本例患者在处理过程中，迅速得当，虽然发生了迟发颅内血肿，但并没有发生严重并发症，这与治疗团队长期积累的经验和成熟度密不可分。

病例 13

【病史】患者，男，60岁。因"车祸致意识障碍3小时余"入院。既往病史不详。

【体格检查】体温 36.5 ℃，脉搏 91 次/min，呼吸 19 次/min，血压 185/96 mmHg（24.7/12.8 kPa）。神志中昏迷，GCS 评分 $E_1V_1M_3=5$ 分。双侧瞳孔等大等圆，直径约 3 mm，对光反射消失，右侧顶枕部可触及头皮下血肿约 2 cm×2 cm，无活动性流血；颈软，四肢肌张力不高，右侧肢体疼痛刺激可回缩，左侧肢体疼痛刺激过伸，左侧巴氏征阳性。

【辅助检查】头部 CT 示右侧额颞顶枕硬膜下血肿，右侧顶枕叶脑挫裂伤并脑内血肿，蛛网膜下腔出血（图 6-130），双侧顶枕骨骨折（图 6-131）。

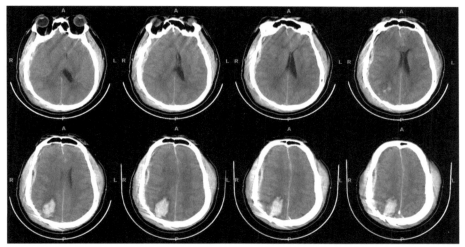

图 6-130　伤后 CT 示右侧额颞顶枕硬膜下血肿，右侧顶枕叶脑挫裂伤并脑内血肿，蛛网膜下腔出血

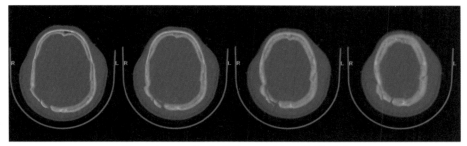

图 6-131　伤后 CT 示双侧顶枕骨骨折

【入院诊断】重型闭合性颅脑损伤：①右侧额颞顶枕硬膜下血肿；②右侧顶枕叶脑内血肿；③右侧顶枕叶脑挫裂伤；④弥漫性轴索损伤；⑤蛛网膜下腔出血；⑥双侧顶枕骨骨折；⑦头皮血肿。

★ 手术策略

手术方式：右侧开颅，颅内多发血肿清除＋右侧顶枕骨凹陷性骨折整复术。

手术及治疗经过：作右侧额颞顶枕部 T 型切口（图 6-132），长约 40 cm，显露右侧额颞顶枕部颅骨，术中见由右顶枕骨凹陷性、粉碎性骨折，骨折经中线往对侧延伸（图 6-133），右侧颞顶钻孔，挑开硬膜，清除硬膜下血凝块及血性液体 20 mL，右侧额颞顶枕部形成约 12 cm×14 cm 大小骨瓣，游离碎骨片，小心去除骨瓣及碎骨片，见硬膜下蓝染、张力高（图 6-134），脑搏动微弱。骨窗周围悬吊硬膜止血后，右侧枕部剪开硬膜约 4 cm，显微镜下小心清除右侧顶枕叶挫裂伤失活脑组织及脑内血肿共约 30 mL，硬膜张力下降，放射状剪开右额颞顶枕部硬膜，小心清除硬膜下血肿 40 mL，见脑组织广泛发红，张力较前下降，但仍偏高，脑搏动良好。术中超声检查术区及对侧无迟发血肿，取颞肌筋膜扩大修补硬膜，考虑患者脑组织张力偏高，枕骨粉碎性骨折不能较好地拼接、固定，裁取额颞部骨瓣 4 cm×6 cm 置于枕顶骨缺损处，予 2 孔钛链接片 3 枚、6 孔钛链接片 1 枚固定，右侧额顶骨前方骨瓣予以去除（图 6-135），右侧颞肌予以大部分切除以防颞肌肿胀，脑组织受压，常规关颅，术毕安返 NICU。

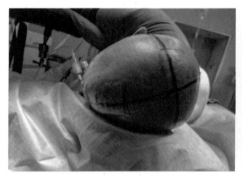

图 6-132　T 型切口

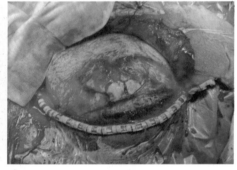

图 6-133　颅骨骨折

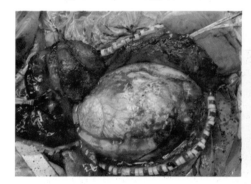

图 6-134　硬膜张力高

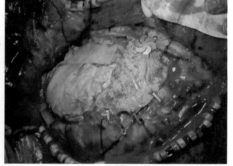

图 6-135　骨瓣整复顶枕部缺损

★ 术后转归

术后第 1 天：患者神志深昏迷，GCS 评分 $E_1V_TM_2$＝3T。双侧瞳孔等大等圆，直径约

2 mm，对光反射消失。复查头部 CT 示血肿已清除，蛛网膜下腔出血较前减少，右侧颅骨骨质缺损（图 6-136、图 6-137）。

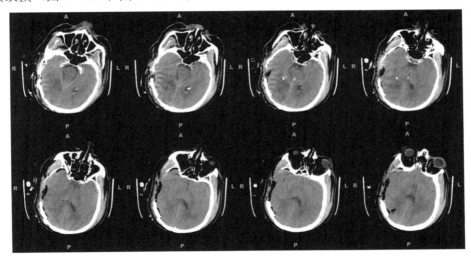

图 6-136　术后第 1 天复查 CT

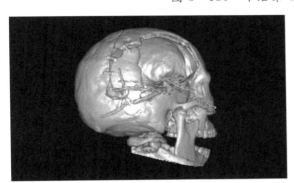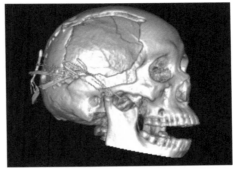

图 6-137　术后第 1 天复查 CT

术后第 2 天：患者神志中昏迷，GCS 评分 $E_1V_TM_3=4T$。双侧瞳孔等大等圆，直径约 2 mm，对光反射消失。复查头部 CT 示术区无新发出血，中线基本居中，双侧侧脑室基本对侧，环池清楚（图 6-138）。

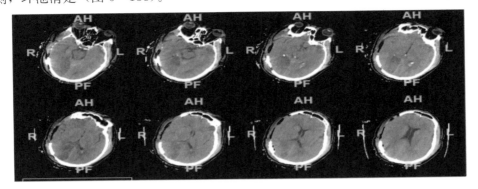

图 6-138　术后第 2 天复查 CT

术后 1 周：患者气管切开，神志中昏迷，GCS 评分 $E_1V_TM_4=5T$。双侧瞳孔等大等圆，直径约 2 mm，对光反射迟钝。复查头部 CT 示颅骨术后改变，环池清楚，蛛网膜下腔出血及脑室积血较前吸收，可见右侧硬膜下积液（图 6-139）。

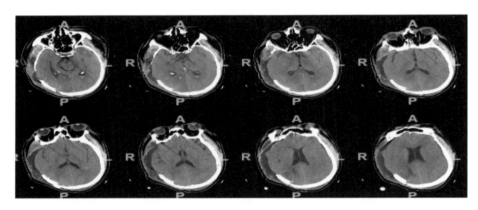

图 6-139　术后 1 周复查 CT

术后第 10 天：患者神志清醒，有遵嘱动作，GCS 评分 $E_4V_TM_6=10T$。双侧瞳孔等大等圆，直径约 2 mm，对光反射灵敏，硬膜下积液经穿刺抽吸及加压包扎处理，复查头部 CT 示蛛网膜下腔出血及脑室积血明显吸收，右侧硬膜下积液较前好转（图 6-140）。

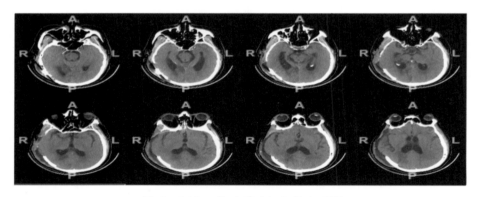

图 6-140　术后第 10 天复查 CT

术后 1 个月：患者神志清楚，GCS 评分 $E_4V_5M_6=15$ 分。双侧瞳孔等大等圆，直径约 2 mm，对光反射灵敏，左侧肢体活动稍差，肌张力可，双侧病理征未引出。复查头部 CT 示颅骨缺损处脑膜脑膨出较前有所改善，脑室内积血基本吸收，右侧硬膜下积液较前有所减少（图 6-141）。

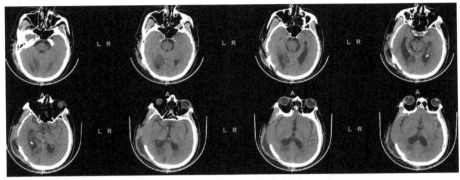

图 6-141 术后 1 个月复查 CT

★ 病例分析

本例患者因"车祸致意识障碍 3 小时余"入院，术前神志中昏迷，GCS 评分 5 分，头部 CT 显示右侧硬膜下血肿最厚达 10 mm，中线左偏约 10 mm，右枕部脑内血肿，右侧顶枕骨凹陷性骨折，手术指征明确。头部 CT 提示血肿跨度大，扩大翼点或马蹄形切口都难以同时处理额颞顶硬膜下血肿和枕叶脑内血肿，而采用双侧 T 型切口设计，先打开右侧，可充分暴露右侧额颞顶及枕部术野，便于术中一次性处理两处血肿，也做好对侧出血需要开颅手术的准备。同时也可以充分显露骨折线，有利于彻底游离、清除碎骨片，降低术中大出血、术后迟发出血的风险。

因脑组织张力偏高，拟行去骨瓣减压，而枕骨粉碎性骨折不能较好地拼接、固定，若去除顶枕部骨瓣，则脑组织下垂，易导致术后脑组织反复挤压损伤，予裁取拟去除的额颞部骨瓣 4 cm×6 cm 置于枕顶骨缺损处，去除右侧额顶骨前方骨瓣，达到充分减压的目的，同时保护好脑组织。后枕部予自体颅骨异位修补术，既节约了手术材料费用，降低患者医疗费用，还可减少枕部去骨瓣后脑组织因重力作用受压、牵拉、移位致颅内再次出血及脑组织缺血等。

专家点评（罗湘颖，中南大学湘雅医院神经外科）

1. T 型切口在本病例急性期的处理显示了如下优势：损伤部位暴露充分，方便彻底止血，必要时可以随时处理对侧迟发血肿。

2. 术中使用超声检查以及转移部分额颞骨瓣修补枕顶部等精细化操作思路，值得基层医院借鉴推广。

3. 不足之处是急性期没有使用颅内压监测探头，颅内压仅靠经验感知，不够精准。

4. 术后出现硬膜下积液，如果没有引起中线偏移，不主张经头皮穿刺抽吸。因患者已做气管切开，这种床旁操作如果稍有疏忽就有可能引起灾难性的颅内感染。

第七章　总　结

　　急性颅脑损伤患者病情重，变化快，手术紧急，所以首先要建立通畅、高效、规范的急救绿色通道，包括通畅及时的院前急救、高效规范的院内急救和快速专业的术前准备。我院创伤中心要求高年资神经外科专科医师第一时间到急诊科接诊评估，从患者抵达医院到进手术室时间 40～60 分钟，从进手术室到开台初步减压时间 20～30 分钟，抢救最快的 1 例双侧瞳孔散大患儿从抵达医院到进手术室仅仅用时 20 分钟，再到快速钻孔减压仅用 10 分钟，手术结束患儿双侧瞳孔回缩。"时间就是生命，时间就是大脑"，急性颅脑损伤的救治时间尤为宝贵。

　　在临床救治实践过程中经常会碰到很多疑惑或问题，临床救治指南或专家共识等提供了治疗原则，这个我们需要遵循，但是由于颅脑损伤患者病情复杂、个体差异大，在规范化治疗的同时还需要个体化。本书着重提出了复杂性创伤性颅内血肿的概念，既强调颅内血肿的多发，又强调病情的进展和变化，既包括了术前的进展，更突出了术中、术后的进展、变化，这是颅脑损伤中病情复杂。临床处理棘手的一类，临床救治过程中需要医师及时预判，不能只看当时病情，必须考虑到可能发生的变化，提前设计，制订适当的治疗方案，选择最优的手术策略，做好防患于未然的准备，才能得心应手，从容面对。本书从临床实践技巧出发，对临床实践过程中碰到的问题进行分析总结，提出了"阶梯减压技术""双侧控制减压技术""T 型切口的灵活应用""术中超声的应用""颅内压监测技术""颅底修复重建技术""术中对侧血肿处理策略""再次开颅手术策略"等一系列理念和策略，并通过典型病例讲解术前评估、切口设计、手术策略的制定、术中紧急情况的应对等。

　　阶梯减压技术是颅内压逐级、阶梯式释放，其精髓是"阶梯式快速有效减压"，强调每一步"快速有效"，而不是传统的"快速充分减压"。阶梯减压技术避免了颅内压的剧烈变动，从而减少术中急性脑膨出以及术中、术后再出血的发生；有效减压是在阶梯减压基础上，可从容彻底清除挫伤失活脑组织及血肿，减轻术后脑水肿，安全度过脑水肿高峰期。阶梯减压技术是一种手术操作理念，其手术操作过程中有其基本的原则和操作规程，要求每一步到位，方可达到理想效果，从术中"快速有效减压"达到"术后有效减压"。急性颅脑损伤患者，手术清除血肿及去骨瓣减压的目的就是降低并控制颅内压，帮助患者渡过脑水肿高峰期，如果术后出现颅内迟发出血、严重脑水肿及急性大面积脑梗死等都可以引起颅内压明显增高，以至于患者难以顺利渡过术后的危险期。

　　临床工作实践中，有医师提出，我们应用了"阶梯减压技术"，但为什么仍有部分患者效果并不佳？原因可能有：①操作不到位，没有做到每一步快速有效；②清除挫伤失活脑组织及血肿不彻底，术后脑水肿仍严重，局部颅内压仍较高，术后脑水肿仍严重，脑室受压及中线移位仍明显，即没有做到"术后有效减压"。部分专家建议尽可能保留挫伤脑组织，甚至部分患者仅仅行去骨瓣减压手术，有利于患者术后功能恢复，但是如果挫伤失活脑组织清除不彻底，患者术后颅内压仍高，长时间昏迷，术后的并发症发生率高且严重，又怎么可能做到患者功能的良好恢复呢？

　　双侧控制技术是救治双侧外伤性颅内多发血肿的手术新思路，可以做到双侧同时控制，达到"平衡、快速、有效"的减压目的，术中可以结合阶梯减压技术，可以根据血肿大小、部位、变化的可能及手术清除血肿的难易程度等，可以双侧不同部位血肿交替手术，可以选择性的阶梯式快速有效地降低颅内压，清除血肿后可以从容检查双侧多处术区，尽可能地保留骨瓣，降低再出血风险和再次手术的可能。

　　T 型切口的灵活应用，彻底解决了复杂性创伤性颅内血肿开颅手术的切口设计问题。"T"是想象中的、灵活的"T"，可以根据病灶的部位、大小，只取其中一部分，也可以前后移动，也可以根据病情的演变及时延伸，凸显"灵活"。既可以暴露同侧跨度大的病灶，也可以为术中、术后处理对侧血肿，甚至幕下血肿预留切口设计的空间。

　　颅内压监测技术是国内外颅脑损伤指南推荐的技术，特别是复杂性创伤性颅内血肿患者，通过量化指标更精准地做好颅内压的管控，指导治疗方案的抉择和围手术期的处理，尤其是对一些难以决定是否开颅手术的病例，尽快行颅内压监测，根据颅内压情况再决定是否行开颅手术，力求治疗更个体化、精准化。但是由于目前颅内压监测以有创颅内压监测为主，无创颅内压监测正在研究中，还没有得到广大神经外科医师的充分认可，而有创颅内压监测又以进口设备为主，价格比较昂贵，所以在临床中推广有不少困难，我科的病例使用颅内压监测的也有限，有待改进和加强。同时也希望无创颅内压监测能够给临床救治提供更准确的监测数据，早日更广泛地应用到临床工作中，也希望有创颅内压监测更好的实现国产化，降低价格，让更多的患者受益。

　　创伤性颅内血肿合并严重颅底骨折造成颅底骨质缺损及硬膜撕裂时，在清除血肿的同时应尽量一期及时正确处理，采用带蒂骨膜或颞肌筋膜整块反转修复，积极进行颅底修复重建，可有效防治脑脊液漏、颅内感染及脑膜脑膨出等并发症，降低后期再次手术修复颅底及脑脊液漏的概率。

　　急性颅脑损伤开颅手术中可能出现急性脑膨出，如何快速的明确颅内情况的变化，寻找其原因非常重要，术中 CT 虽然能够做到但是很难普及，而术中超声能清晰、快速显示颅内情况的变化，明确脑膨出的原因，明确血肿的部位及大小，术中有很好的指导价值，降低再次手术的概率，很多神经外科医师还不熟悉它，本书目的之一也是推广超声在急性颅脑损伤开颅术中的应用，从而提高颅脑损伤救治率。

　　在急性颅脑损伤开颅手术治疗中，面对复杂性创伤性颅内血肿，面对术中、术后可能出现的病情变化，怎样把各种技术或策略融会贯通，怎样选择并把多种技术巧妙的结合，制订合适的个体化手术治疗策略，显得尤为重要。本书病例分享部分提供的 13 个病例，从不同角度展示了多种技术的选择及巧妙结合，并根据不同病例的特点制订出不同的个体化手术治疗策略，很好地解决了术中急性脑肿胀、急性脑膨出及术中、术后出现其他部位迟发血肿的处理，很好地解决了双侧开颅、术中对侧开颅及再次开颅手术可能遇到的难题，大大提高了复杂性创伤性颅内血肿患者的救治水平，明显提高了患者救治成功率，降低了死亡率。

本书以病例为线索，针对复杂性创伤性颅内血肿手术技巧进行详细阐述，充分展示复杂性创伤性颅内血肿手术策略的制订和实施过程，强调"因人施治，因伤施治"的个体化的手术治疗策略，所以本书没有介绍常规的手术操作及围手术期处理。而对合并重要的神经、血管损伤等问题处理技巧也未做详细阐述，以后工作中我们将进一步完善。同时，因我们的学识水平和经验不足，书中可能存在不少争议及不足，诚恳希望同道多加批评与指正，再版时将进一步修正与补充。